心血管健康科普系列丛书

胸痛保卫战

别忽视主动脉夹层

陈良万◎主编

U0829709

天津大学出版社
TIANJIN UNIVERSITY PRESS

图书在版编目（CIP）数据

胸痛保卫战：别忽视主动脉夹层 / 陈良万主编. -- 天津：天津大学出版社，2025. 5. -- （心血管健康科普系列丛书）. -- ISBN 978-7-5618-7991-7

Ⅰ. R543.1

中国国家版本馆CIP数据核字第2025CM9953号

XIONGTONG BAOWEIZHAN：BIE HUSHI ZHUDONGMAI JIACENG

出版发行　天津大学出版社
地　　址　天津市卫津路92号天津大学内（邮政编码：300072）
电　　话　022-27403647
网　　址　www.tjupress.com.cn
印　　刷　北京盛通印刷股份有限公司
经　　销　全国各地新华书店
开　　本　710mm × 1000mm　1/32
印　　张　6.25
字　　数　180千字
版　　次　2025年5月第1版
印　　次　2025年5月第1次
定　　价　49.80元

本书编委会

（按姓氏笔画排序）

主　编

陈良万　福建医科大学附属协和医院

编　委

马大实　吉林大学第一医院

王水云　中国医学科学院阜外医院

王丹心　海南医科大学第一附属医院

王巧英　福建医科大学附属协和医院

尤　涛　甘肃省人民医院

乔韡华　华中科技大学同济医学院附属协和医院

刘胜中　四川省医学科学院 · 四川省人民医院，
电子科技大学附属医院

孙　毅　云南省阜外心血管病医院

李国杰　青海省心脑血管病专科医院

李明亮　宁夏医科大学总医院

张秀敏　新疆维吾尔自治区人民医院

林铃钰　福建医科大学附属协和医院

林璟珊　福建医科大学附属协和医院

周　立　中山大学附属第一医院
周　浩　遵义医科大学附属医院
冼　磊　广西医科大学第二附属医院
倪　宏　福建医科大学附属协和医院
郭红桃　内蒙古医科大学附属医院
彭艳春　福建医科大学附属协和医院
葛振伟　河南省胸科医院
廖晓琴　福建医科大学附属协和医院
德青巴珍　西藏昌都市妇幼保健院
薛　松　上海交通大学医学院附属仁济医院

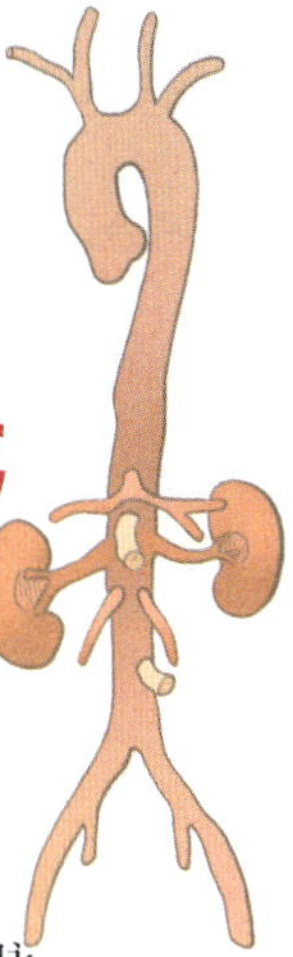

序

本书聚焦于危重心血管疾病的防治，为大众揭开“隐形炸弹”——主动脉夹层的神秘面纱。全书以“初识—病因—预警—急救—康复—预防”为主轴层层递进，依托国际前沿医学指南，将晦涩的医学知识转化为通俗易懂的科普知识。通过精细的血管解剖图谱，深入浅出地介绍了主动脉的基本结构；抽丝剥茧地揭示了高血压、动脉硬化等“背后推手”是如何导致主动脉夹层的；特别强调了胸痛作为预警信号的重要性、急诊处理的关键点；全面介绍了药物治疗、腔内修复术以及外科手术 3 种治疗策略，且将术后康复指导和夹层预防知识，转化为易于实践的生活指南。

本书以通俗易懂的语言和图文并茂的形式，破除专业术语屏障，为公众搭建主动脉夹层的认知桥梁。通过层层递进的阐述，从疾病发病机制到术后康复再到预防指导，充分而简洁明了地向广大民众展示了主动脉夹层的科普知识。此外，本书针对性、指导性强，普通读者可有据可循地从本书中获取相关医学知识，医疗工作者可将其作为夹层的防治管理手册。这种双向赋能的知识传播策略，不仅强化了医疗体系的前端预警能力，更将健康管理的主导权交还民众，推动全民健康认知从“病后就医”向“主动防控”的健康观念升级，为提高全民医学知识和自我保健水平添砖加瓦。

中国工程院院士
中国医学科学院阜外医院院长 **胡盛寿**

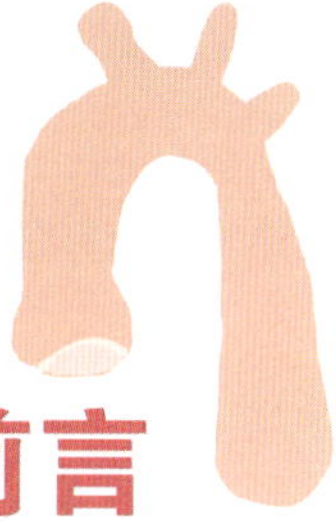

前言

在部分人的身体里，隐藏着一颗“隐形炸弹”——主动脉夹层。它悄无声息地潜伏着，随时准备引爆一场生命大灾难。这颗“隐形炸弹”并不挑人下手，那些看起来健康强壮的人，您周围的家人、朋友，甚至是您自己，都可能成为它的目标。剧烈运动、情绪激动甚至一个简单的喷嚏，都可能成为引爆它的导火索。

主动脉夹层每小时死亡率可增加1%~2%，未经治疗的患者在发病24小时内的死亡率高达25%，2天内死亡率达50%，一个月内死亡率更是高达90%。这颗“隐形炸弹”一旦“爆炸”，后果不堪设想，致死率极高。可以说，这就是一场关乎生死的赛跑！

这颗“隐形炸弹”危险重重、杀伤力极强，早期识别可以为患者争取到宝贵的救治时间。然而，令人遗憾的是，很多人对它知之甚少，甚至闻所未闻。由于发病时身体会出现剧烈的撕裂样疼痛，因此这种疾病常被误诊为急性心肌梗死或心绞痛。那么，您对这个疾病了解多少呢？让我们通过以下这些问题，测一测您对这个疾病的了解程度吧！

1. 主动脉夹层这颗“隐形炸弹”是什么？
2. 主动脉夹层为何被称为“隐形炸弹”？它的破坏力究竟有多大？
3. 谁是主动脉夹层的高危人群？您是否也在其中？
4. 高血压，是主动脉夹层的罪魁祸首吗？
5. 胸痛，一定是急性心肌梗死吗？
6. 发生主动脉夹层时，如何在生死关头博得一线生机？
7. 确诊主动脉夹层，需要哪些“火眼金睛”般的检查？
8. 主动脉夹层的治疗，有哪些“救命神器”？

9. 主动脉夹层做完手术就一定能好吗？

10. 主动脉夹层术后，还能“放飞自我”去运动吗？

11. 主动脉夹层术后会卷土重来吗？复查是“救命稻草”还是“多此一举”？

12. 餐桌上的“护血管”秘诀：哪些饮食能帮你远离主动脉夹层？

13. 改变小习惯，挽救大生命！哪些“好习惯”能让你远离主动脉夹层？

14. 家族遗传的魔咒，对主动脉夹层如何未雨绸缪？

15. “压力山大”是否会压垮你的主动脉？如何应对？

来自北京、上海、广东、福建、海南、四川、广西、湖北、河南、贵州、西藏、内蒙古、青海、宁夏、吉林、云南、甘肃、新疆等 18 个省市区心血管相关领域的医务人员，携手精心撰写了这部关于主动脉夹层的科普书籍。

我们将通过这本书，以通俗易懂的语言和生动的插画，逐一解答上述问题，为读者揭开主动脉夹层的神秘面纱。书中不仅深入浅出地介绍了这颗“隐形炸弹”的形成机制、病因、症状、诊断、治疗等内容，还提供了实用的急救措施、术后康复建议和预防保健知识。本书将教会您如何在第一时间识别主动脉夹层的危险信号，如何在紧急情况下作出正确的应对，如何在术后进行科学的康复护理，以及如何在日常生活中预防它的发生。

我们深知，面对主动脉夹层这样病情急迫且危重的疾病，每一分每一秒都至关重要。因此，我们衷心希望当碰上这个“隐形炸弹”时，这本书能够成为您手中的保护盾，让您不再手足无措，为挽救生命争取宝贵的“黄金救援时间”。

此外，我们由衷地希望这本书的出版能够唤起社会各界对主动脉夹层的广泛关注与重视，让我们一同打破公众对该疾病的认知壁垒，让更多人了解主动脉夹层的危险性，推动公众健康意识的全面提升，共同守护自己和家人乃至他人的健康。

编者

2025 年 2 月

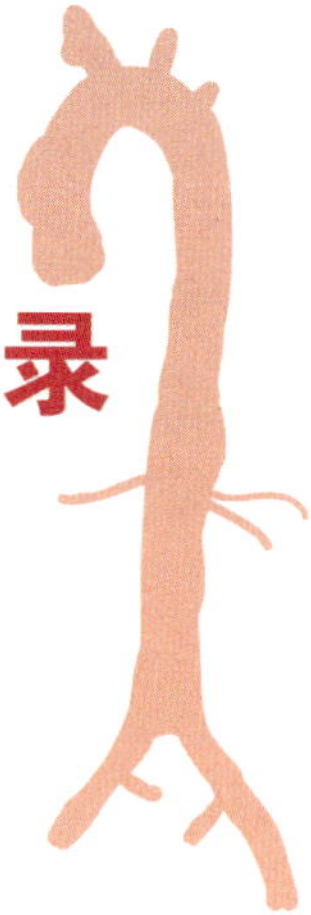

目录

PART 1 初识主动脉夹层 / 001

PART 2 主动脉夹层的“背后推手” / 25

PART 3 主动脉夹层的求救信号与救护指南 / 035

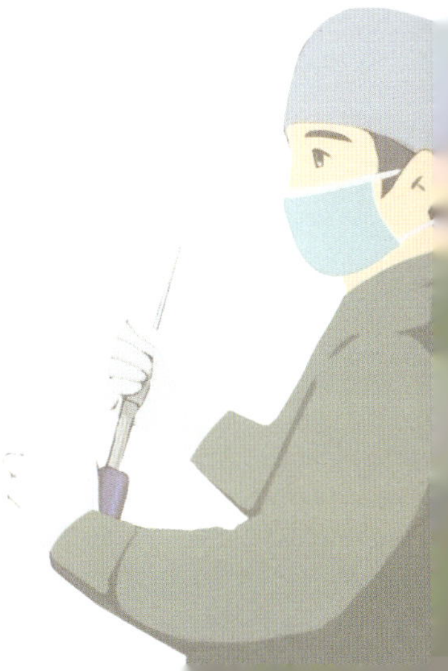

PART 1
初识主动脉夹层

一、什么是主动脉——连接心脏的“高压水管”

我们的心脏就像一台强大的水泵，不断泵出血液。血管就像是连接水泵的“水管”，负责把心脏泵出的富含氧气的血液运输到身体的每一个角落。人体内的血管分布就像一棵枝繁叶茂的大树，从主动脉这个“主干”血管开始，分出众多“分支”，并像树枝一样不断细化，延伸为细小的血管，最终遍布全身（图 1）。主动脉作为最粗大的“主干”，直径大约为 2.5 cm（差不多和大拇指一样粗），它肩负着维持生命活动正常运转的重大使命。

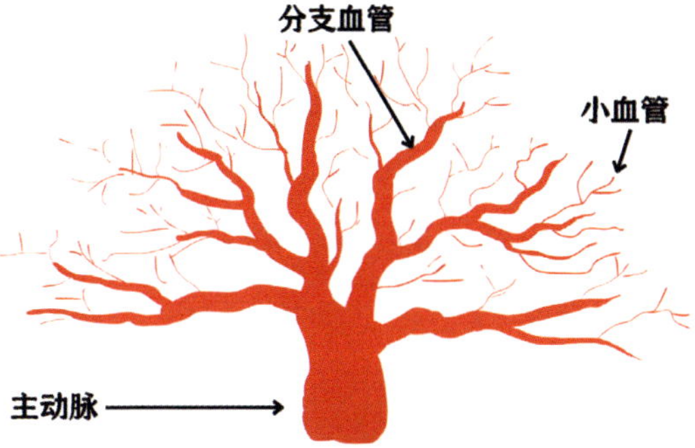

图 1

1. 主动脉的结构：血管壁的三层“衣服”

主动脉这条关键的大血管，它的壁有内膜、中膜、外膜三层结构，就像披着三件各具特色的“功能服”，三层“衣服”紧密贴合，没有缝隙，才能确保主动脉可以高效、安全地运输血液（图 2）。

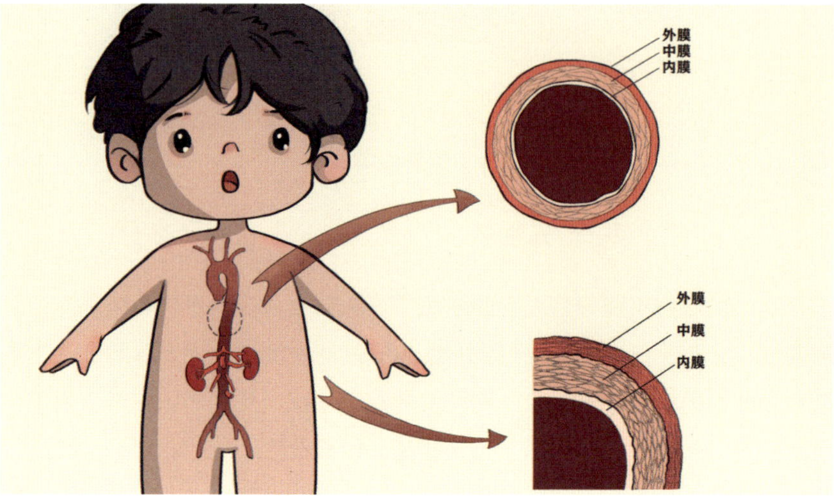

图 2

● 内膜：柔软的“内衣”

内膜位于主动脉壁的最内层，就像是一件精心编织的“内衣”，紧紧贴合于主动脉的管腔。这件贴身“内衣”直接与血液接触，它的质地柔软，可以提供一个光滑的表面，减少血液流动时的阻力，同时防止血液中的各种成分黏附在血管壁上，确保血液能够顺畅地向外运输。

● 中膜：紧身的“运动衫”

中膜就像是一件紧挨着“内衣”（内膜）的紧身“运动衫”，由许多弹性纤维和肌肉纤维交织而成。中膜非常有弹性，就像运动衫一样，可以灵活地随着肢体的活动而自由伸缩，它还可以根据心脏的跳动，灵活地调整血管的直径，按照需要进行扩张或收缩。当心脏泵出血液时，它能通过扩大管腔应对血液带来的巨大压力；而当心脏舒张时，它又可以通过收缩管腔巧妙地推动血液流向全身。

● 外膜：坚固的“外套”

外膜位于主动脉壁的最外层，就像一件为主动脉量身定制的坚固“外套”。这件“外套”可以为主动脉提供坚实的保护，它能够抵抗外界的冲击和压力，避免主动脉受到损伤，并且维持其特有的形状和结构。外膜还能够抵挡血液中的有害物质、细菌、病毒等“不速之客”的入侵，将潜在的威胁挡在门外，保护主动脉内部免受伤害。

总而言之，主动脉的每一件“衣服”都发挥着不可或缺的作用。内膜光滑，让血液顺畅流动；中膜提供弹性，保障血液的高压输送；外膜提供坚固的支撑，守护血管的安全。只有这三件“衣服”都保持完整且功能正常，无破损、无脏污，相互贴合，没有缝隙，才能协同抵抗压力，确保血液安全送达全身。

2. 主动脉的形状：一个巨大的“问号”

主动脉的形状就像一个巨大的问号，从心脏出发，向右上、左拐，再向下。这种形状使得主动脉能够覆盖躯干的大部分区域，满足全身的供血需求。主动脉又可以分为根部、升主动脉、主动脉弓和降主动脉（图3）。

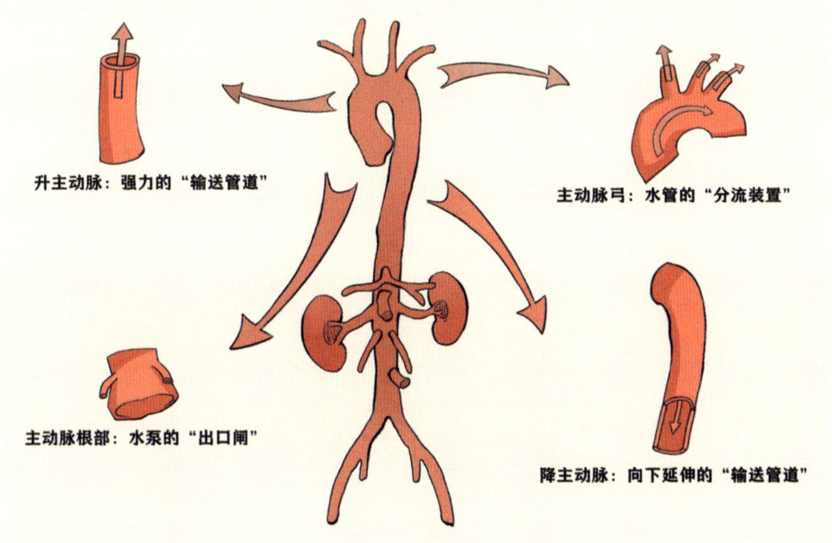

图3

● 主动脉根部：水泵的“出口闸”

主动脉根部是主动脉的起始部分，直接与心脏相连接。作为血液离开心脏后的首个必经之地，主动脉根部扮演着至关重要的角色。它犹如心脏这个“水泵”的“出口闸”，直径约为 2.9 cm，因个体差异略有变化。

主动脉根部这个“出口闸”的结构极为精妙，其外形犹如三个膨出的葫芦状囊袋，由主动脉窦壁（主动脉壁）、主动脉瓣和冠状动脉开口构成，其中主动脉瓣以“皇冠状”附着于主动脉窦壁，冠状动脉开口则位于主动脉窦壁两侧。在心脏泵血的过程中，主动脉瓣像一扇单向放水的“闸门”，精准地控制着血液的单向流动，确保血液从心脏顺利流向全身。每次心脏收缩，“闸门”便能瞬间打开，使血液得以顺利通过。而在心脏舒张时，“闸门”立马关闭，防止血液倒流。主动脉窦外形与葫芦相似，扮演着“闸门支架”的作用。这种设计精妙的葫芦状“支架”，为“闸门”顺畅开合提供支撑，使其可完全打开至近乎 90° 。这种宽大的开口足以让心脏泵出的血液可以毫无阻碍地通过，从而最大限度地减少血流对血管壁的直接冲击，降低主动脉根部破裂的风险。

更神奇的是，在这个“出口闸”的深处还隐藏着两个重要的“秘密通道”——左、右冠状动脉。它们从“支架”部位延伸出来，环绕心脏，为心肌源源不断地输送血液，确保心脏能够强健有力地跳动（图 4）。

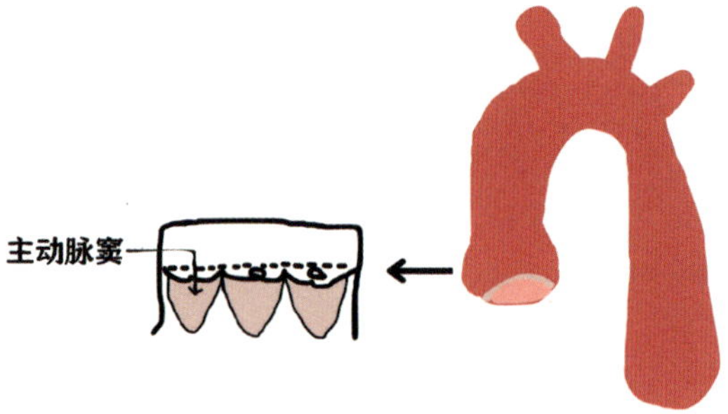

图 4 主动脉根部

● 升主动脉：强力的“输送管道”

升主动脉“坐落”于胸腔中央，与“出口闸”紧密相连，笔直地向右上延伸，承载着将富含氧气和营养的血液输送至全身的重任，宛如一根血液的强力“输送管道”。

一般来说，这个“输送管道”的直径大约是2.6 cm，长度通常在5 cm左右，相当于一个成人的手指长度，就像每个人手指粗细及长度不同，升主动脉的直径和长度也会因人而异。它的管壁厚实且富含弹性纤维，犹如弹性铁丝网编织而成，不仅能扩张以缓冲心脏泵出血液带来的压力，还能在心脏舒张期时收缩，推动血液继续向前流动。

然而，升主动脉并非坚不可摧。由于长期承受极大的血流冲击，它成为主动脉中最容易破裂的地方。心脏的每一次跳动，都会将大量血液通过主动脉根部这个宽大的“出口闸”直接泵入升主动脉。由于这根强力“输送管道”的直径比主动脉根部更小，大量血液的瞬间冲入会导致更高的流速和更大的压力，让升主动脉时刻承受着巨大的考验。

● 主动脉弓：水管的“分流装置”

主动脉弓“坐落”于胸腔的深处，是升主动脉的延续，从主动脉发出头臂干的地方开始，一直延伸到左锁骨下动脉口，外形像倒置的U形水管。

主动脉弓起着水管“分流装置”的作用，肩负着血液分配的重任。这个“分流装置”的头顶有三条巨大分支，为头部和上肢供血。其中头臂干（也称无名动脉），向右上方延伸，为右侧头部和右臂供血；左颈总动脉向左上方延伸，为左侧头部供血，左锁骨下动脉向左外侧延伸，为左臂供血。

一般情况下，主动脉弓的直径大约是2.5 cm，整个主动脉弓的长度为5~6 cm，同升主动脉一样，每个人的主动脉弓也会存在一定的差别。此外，这个“分流装置”上还藏着两位特殊的“守护者”——压力感受器和化学感受器。

压力感受器 像个“水压警报器”，负责监测血压的变化。当“分流装置”里积聚过多血液，引起血压升高时，“水压警报器”会立刻拉响警报，给心脏发送减少泵血量的信号，使血压逐渐回落到安全水平。相反，如果“分流装置”里的血流量过少，血压降到预警线时，它也会迅速调整策略，增加心脏泵血量，从而确保血液的稳定供应，让血压回升到适宜的范围。

化学感受器 像个“水质检测仪”，负责监测血液中的二氧化碳、氧气和氢离子浓度。当血液中二氧化碳浓度过高时，“分流装置”里的水质像被注入废水一般，血液变得浑浊；当氧气不足时，就好像“分流装置”里的血液被抽走了氧气，使原本富含氧气的血液变得稀薄；当氢离子浓度上升时，“分流装置”里就像被注入酸性物质，整个管道里充满酸性血流。面对这些异常的“水质”变化，“水质检测仪”会迅速作出反应，发出调控信号，通过调整呼吸和心血管活动，确保血液中的各种成分保持在正常范围，以维持身体重要器官的正常运转。

值得注意的是，当血流通过主动脉弓这个倒 U 形的“分流装置”时，由于血管弯曲且血流速度极快，血液会在这里形成一个个旋转的涡流。这种涡流不仅改变了血液的流动方向，还会增加主动脉弓的局部压力，使其管壁承受更大的血流冲击，从而具有较高的破裂风险。

● 降主动脉：延伸的“输送管道”

降主动脉像是运输血液的“主干道”，从主动脉弓出发，一路向下，穿过膈肌这个“交界地带”处，最后进入腹腔。

降主动脉的主要任务是将血液输送到身体的躯干和下肢，可细分为两个部分——胸主动脉和腹主动脉。在胸腔内的部分称为胸主动脉，负责为肺、食管等胸部器官供血，确保这些器官能够得到充足的氧气。穿过“水管交界处”进入腹腔的部分称为腹主动脉，它的分支非常多，既可以为肝脏、肾脏、肠道等腹部器官供血，又可以为盆腔和下肢提供丰富的血液供应。

与升主动脉和主动脉弓相比，降主动脉就像一条远离“水泵”的“输送管道”。它不仅距离心脏较远，且因其走向笔直，血流压力对它造成的冲击也相对较小。因此，这条“输送管道”发生破裂的风险也较小（图5）。

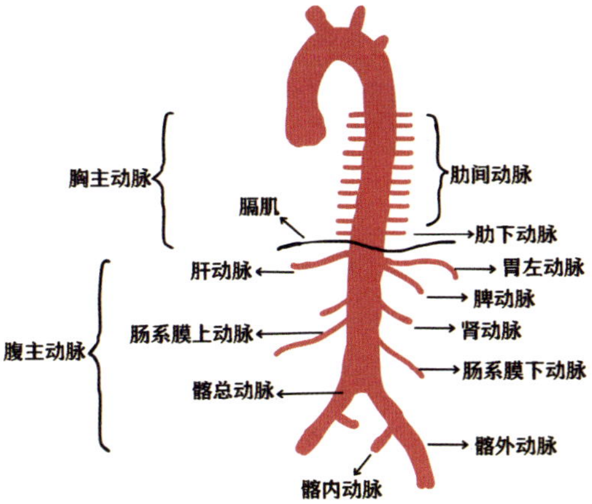

图5

二、什么是主动脉夹层——血管里的“隐形炸弹”

主动脉作为人体内的“高压水管”，承载着运输血液的重要使命。然而，在这根“高压水管”中可能会潜藏着一个致命性疾病——主动脉夹层。主动脉夹层如同管道里的一颗“隐形炸弹”，其威力足以在转瞬之间将主动脉撕裂，引发严重后果。那么主动脉夹层又是如何形成的呢？

如前文所述，主动脉壁的三层结构就像三件紧密贴合的“衣服”，中间没有缝隙，共同承担血管腔内的血流压力，并确保血流不会漏到血管壁中和血管外。然而，一旦主动脉最内层的“内衣”发生破损，也就是主动脉壁的内膜层撕裂时，有一定压力的流动血液就会通过“内衣”（内膜）的原发破口冲入“运动衫”（中膜）。冲入中膜的高压血液就有可能沿着血管的长轴方向不断渗漏，从而在主动脉壁中形成一个类似“暗道”的裂缝，将主动脉壁分为两层，位于主动脉腔与“暗道”之间的一层称夹层内膜，“暗道”以外的一层称夹层外膜，这就形成了主动脉夹层。这时，就好比“内衣破损、运动衫鼓胀、外套勉强支撑”的衣服套装，三层衣服不再紧密贴合，主动脉内部的血流压力几乎完全落在了此时较为薄弱的夹层外膜这件“外套”上。因而，随时会发生血管破裂，导致死亡。

主动脉夹层形成后，主动脉内就有两条血流通路，一条是原先正常的腔内血流通路，医学上称真腔；另一条就是主动脉壁中形成的“暗道”，被称为假腔。

如果“暗道”只有原发破口（俗称入口），即“暗道”远端没有其他出口，形成一个盲端，则压力会在此处聚集，很容易破裂。如果出现向外破裂，即夹层外膜出现破口，患者会马上死亡；如果出现向内破裂（俗称继发破口或出口），即夹层内膜出现破口，血液在“暗道”中一进一出，形成回流，减轻了压力，那么患者则可能有机会送医治疗。此外，还有一种情况是夹层未形成破裂口，而是沿着血管持续向下撕裂，不仅扩大了夹层血管损伤范围，还提高了手术的难度和风险（图 6 、图 7）。

“隐形炸弹”来袭，谁更容易“中弹”？

主动脉夹层这颗“隐形炸弹”的“引爆”并不分国界。无论是欧美国家，还是我们这片广袤的土地，都未能幸免于它的威胁。在欧美国家，每年 10 万人中有 2.6~6 个人“中弹”，在我们国家，大约每年 10 万人中有 4.3 个人“中弹”。

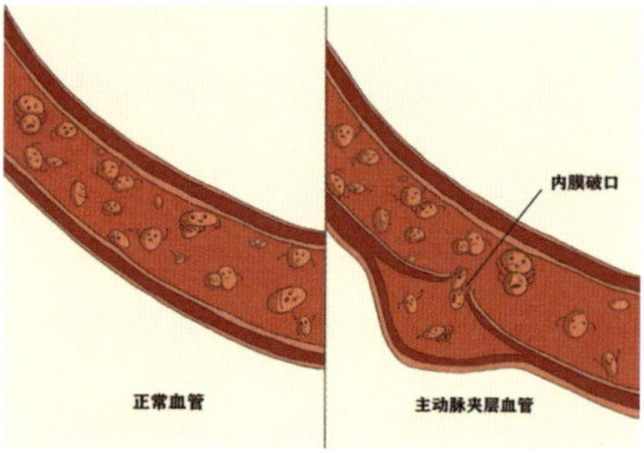

图 6

年龄，似乎成了这颗“隐形炸弹”的计时器，在 50~70 岁的中老年人群中，主动脉夹层尤为高发。值得注意的是，在我们国家，这颗“隐形炸弹”的引爆时间似乎提前了，患者的平均年龄比国外整整年轻了 10 岁以上。而对于那些 40 岁以下就不幸“中弹”的年轻人，则往往可能受累于遗传性疾

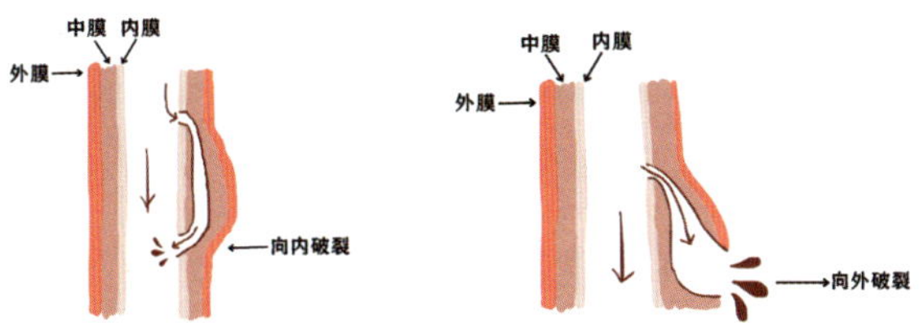

图 7

病或先天性心血管畸形。

主动脉夹层在引爆时似乎对男性更“情有独钟”。男性被它“盯上”的概率是女性的 2~3 倍，这种“偏爱”或许与男性的生活方式、饮食习惯和基因等有关。但是女性朋友也别掉以轻心，虽然发病率较低，但这颗“炸弹”可毫不留情，一旦“引爆”，女性的死亡率反而更高。

更令人惊讶的是，主动脉夹层的“引爆”还与种族和季节息息相关。在黑人中，这颗“炸弹”的引爆率高于白人和黄种人。研究者们像侦探一样，追踪到了主动脉夹层这枚“炸弹”的引爆时间表。它似乎对冬日特别敏感，总爱在寒风凛冽的季节里“拉响警报”，而一到夏日暖阳，就变得相对“安分守己”。特别是当气温骤降，或是在昼夜温差较大时玩起“大变脸”，这颗“隐形炸弹”的危险系数就会直线飙升。

夹层发病顺口溜

夹层病魔露锋芒，血流汹涌势难防。

内膜撕裂是开端，中膜分离成两半。

夹层暗道悄悄现，外膜薄弱像纸片。

破裂突发险情见，生命瞬间悬一线。

三、为什么主动脉夹层是灾难性疾病——“隐形炸弹”的致命威力

主动脉夹层这颗“隐形炸弹”的危害程度远超想象。患者往往在日

常生活中感觉身体状况良好，却可能在没有任何先兆的情况下突然发病，并且发病后，病情进展迅速，严重者可在短时间内就发生死亡。而且，这种疾病的治疗难度非常大，并非所有医院都有能力救治，即便患者接受治疗，也可能会因为病情过重和手术危险性大而死亡。因此，主动脉夹层被视为一个灾难性的疾病。这颗威力巨大的“隐形炸弹”，也让不少名人难逃一劫。

名人离世背后的医学真相

——中国台湾海基会前主席江丙坤，在弯腰捡拾掉落在地上的手机时突然昏倒，被紧急送往医院后确诊为主动脉夹层。尽管接受了近6小时的急救手术，还是因为病情过重，救治无效而去世。

——中国男排国手朱刚，在训练期间突发主动脉夹层，虽然经过紧急转诊和手术抢救，但还是因为夹层破裂出血，最终不幸离世，年仅30岁。

——美国排球明星海曼，在一场排球比赛中，因突发主动脉夹层破裂倒地，猝然离世，年仅31岁。

这样的案例还有很多，这些生命的代价在提示我们，这颗“隐形炸弹”真实地潜藏在我们的生活中……接下来，让我们深入了解这颗“隐形炸弹”的危害性，以便更全面地认识并预防它（图8）。

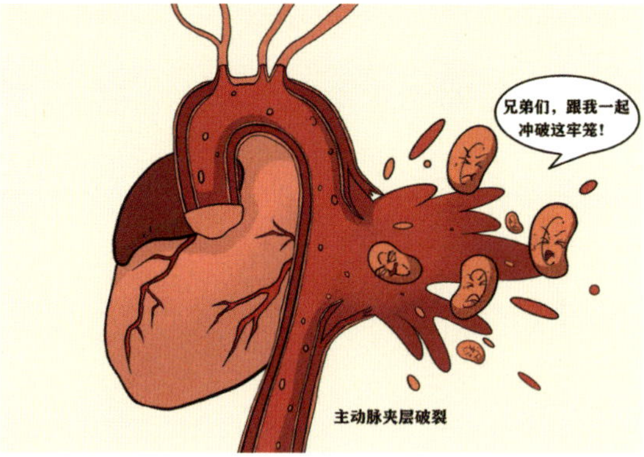

图8

1. 主动脉夹层的病势汹汹：和死神赛跑的“生死较量”

主动脉夹层往往在不经意间突然发病，无论是简单的弯腰动作、自然的转身，或是充满活力的运动时刻，都可能成为触发“隐形炸弹”的契机。其发病之突然，让人措手不及，病情进展之迅猛，更是令人胆战心惊。从发病的那一刻起，主动脉夹层的病情就非常危重，短短数分钟至数小时之内，便能将患者的生命推向危险的边缘。据统计，主动脉夹层患者的死亡率每小时都在悄然攀升 1%~2%，发病后的 24 小时，死亡风险急速上升，高达 25%。如果在急性期不能得到及时有效救治，48 小时内的死亡率将攀升至 50%，而一个月内的死亡率更是高达惊人的 90%。因此，对于主动脉夹层患者而言，时间就是生命，每一分、每一秒都可能成为生与死的分界线（图 9）。

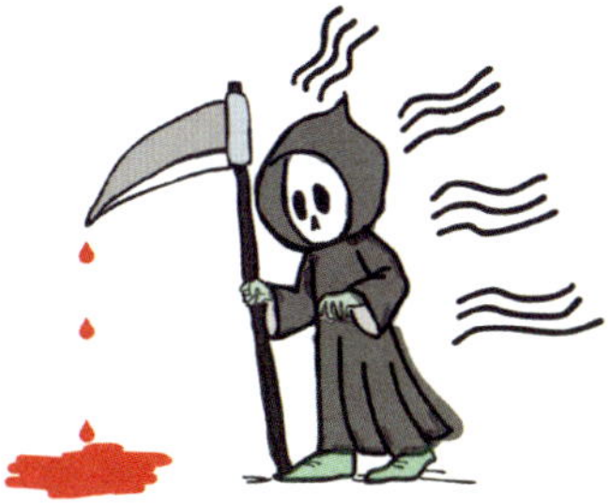

图 9

2. 主动脉夹层的救治困境：转诊路上的“生死劫”

主动脉夹层的救治之路充满了重重挑战，它的治疗十分复杂，伴随极高的风险。面对这样高风险的“拆弹”任务，众多基层医院因为技术实力、设备及临床经验等局限，常常使医护人员束手无策，难以快速有效地提供医疗救治。因此，许多患者在突然发病后，不得不踏上转诊之路，耗费大量时间到更高级别的医疗机构寻求治疗，延误了最佳的救治时机。这种问题在我国尤为突出，60%~70% 的患者在发病后需要转诊到更高级别的医疗单位进行治疗。患者的平均转诊距离为 176.3 千米，这一距离超过北京到天津的路程。此外，还可能因为交通不便、急救体系不完善以及公众对主动脉夹层认识不足等多种因素的制约，从患者发病至到达医院的平均时间耗费长达 10.6 小时，远高于发达国家（如日本为 3.32 小时）。漫长的转诊过程不仅增加了患者的痛苦，更让本已危重的病情进一步恶化。据统计，有 5%~15% 的患者在转诊过程中不幸丧命（图 10）。

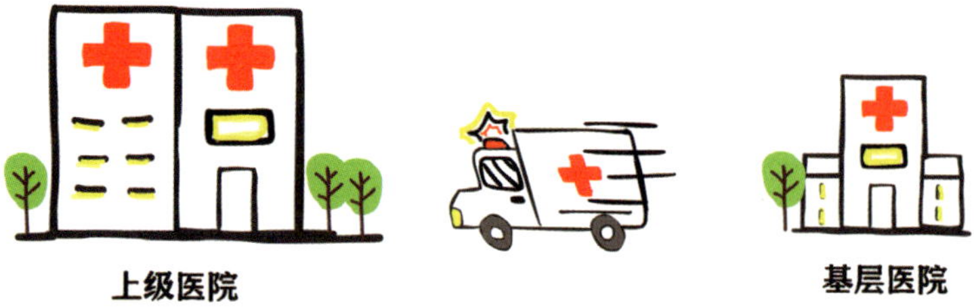

图 10

3. 被忽视的主动脉夹层："暗中来袭"的致命威胁

主动脉夹层在发病前通常没有明显的症状。在疾病早期，身体可能会发出一些"小信号"，比如轻微的胸痛或背痛，但这些微小的不适常常被误认为是普通的肌肉酸痛或疲劳，并不能引起足够的重视。部分患者可能会出现出汗、恶心、呕吐等非特异症状，使得患者及其家属甚至一些非专科医生未能及时识别这种潜在的严重情况，从而为病情的恶化埋下隐患。更有甚者，即使患者出现剧烈的撕裂样疼痛这种极具夹层发病特征的症状，也可能被误诊为急性心肌梗死或心绞痛，从而延误治疗时机。

尽管主动脉夹层会造成极高的死亡风险，但大家对它的知晓率却非常低。许多本该是主动脉夹层重点预防对象的高血压、马方综合征以及有遗传病史等的高危患者，却对其知之甚少，完全不了解这种疾病可能带来的"灾难性"后果。由于缺乏对疾病风险的充分认识，这些高危人群在监测和控制高血压等关键诱因时，常常表现出重视不足，甚至忽视了定期体检的重要性。结果就是，主动脉夹层在大家的忽视中悄悄地发展壮大，极大增加了它的发病风险。

四、主动脉夹层带来的身体危机——灾难的连锁反应

主动脉夹层这颗"隐形炸弹"一旦引爆，便会引发一系列的身体损伤。

它会让主动脉壁瞬间“爆裂”，导致大出血，危及生命。不仅如此，它还会“堵住”分支血管，阻碍血液流通，破坏主动脉瓣这个设计精密的“单向阀门”，“挤压”周围的器官，给身体带来一连串的重创，留下一片混乱的“灾难现场”。

1. 主动脉夹层破裂：“水管”爆裂，生命告急

主动脉这根人体最大的“水管”发生爆裂，是引起死亡的最主要原因。随着主动脉爆裂，血液可能会瞬间涌入心包腔——心脏的“保护囊”。此时，随着血液的不断积聚，心包腔内的压力会急剧飙升，就像一个被过度充气的气球，紧紧压迫着心脏，让它无法正常跳动，心脏被迫“罢工”，血液循环突然中断，从而导致死亡。如果大量血液涌入腹腔、胸腔等部位，血压会急剧下降，导致全身器官供血不足，出现失血性休克。在急性主动脉夹层患者中，破裂风险极高，约 86% 的死亡病例是由于主动脉破裂直接引起的，而在慢性主动脉夹层患者中，这一比例也居高不下，达到了死亡病例的 56%。这些数据充分表明，主动脉夹层破裂的危险性不容小觑（图 11）。

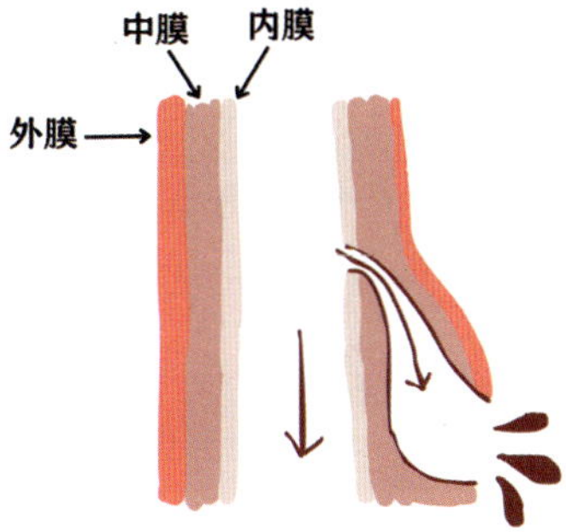

图 11

2. 血管通畅性受阻：身体组织“断供”的紧急危机

主动脉上有许多分支血管，这些分支血管向全身各个组织源源不断地供应“生命补给”，即血液、氧气和营养等。然而，随着主动脉夹层的悄然形成，这些分支血管常常受到不同程度的影响，就像被堵住的“水管”，出现血流不畅甚至完全中断的情况。在这种情况下，“生命补给”的关键线路被迫切断，身体组织陷入“断供”危机，严重时甚至会危及生命。

那么，主动脉夹层会引起哪些组织出现“断供”危机呢？具体来看，

心肌“断供”的概率约为7%，通常是由于心脏主要“补给”线路——冠状动脉被夹层血肿压迫或阻塞所引起的；大脑“断供”的概率在5%~46%之间，通常是由于头臂干动脉这条大脑“能量输送”管道受阻造成的；脊髓“断供”的概率相对较低，仅有4%，多由肋间动脉累及所引起；腹腔脏器的“断供”概率在25%~30%，常由于肠系膜动脉阻塞所引起；此外，下肢血管的供血受阻发生率与腹腔脏器相仿，大概为25%，往往是由于髂动脉受阻引起的。这些“断供”危机的出现，使得身体各个组织的功能受到极大损害，进一步加重了患者死亡的风险。那么，主动脉夹层究竟是如何堵住这些分支血管的呢（图12）？

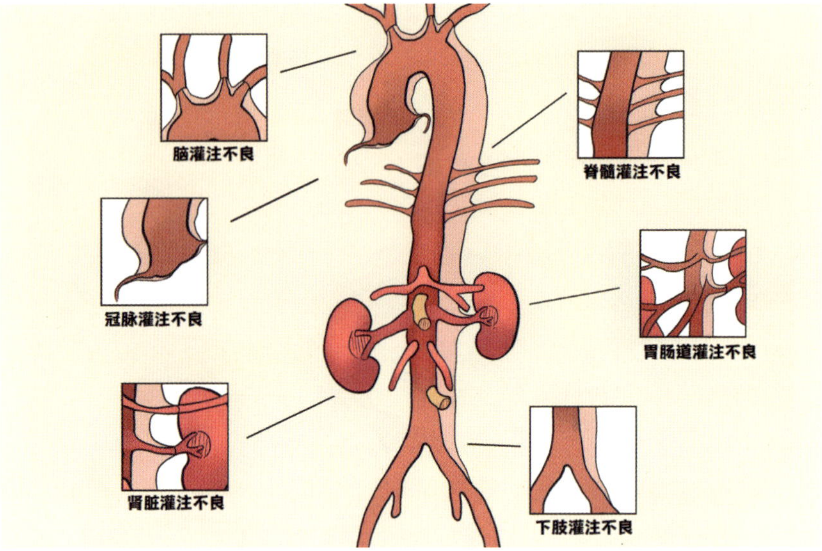

图12

●假腔阻塞分支血管开口处：分支血管“被堵门”

主动脉夹层的假腔阻塞分支血管的开口，是引起组织“断供”最主要的原因。当分支血管开口处的假腔越变越大时，会对血管产生很大的压力，甚至可能会把分支血管完全堵住。于是，受这些血管供血的组织便出现“断供”现象（图 13）。

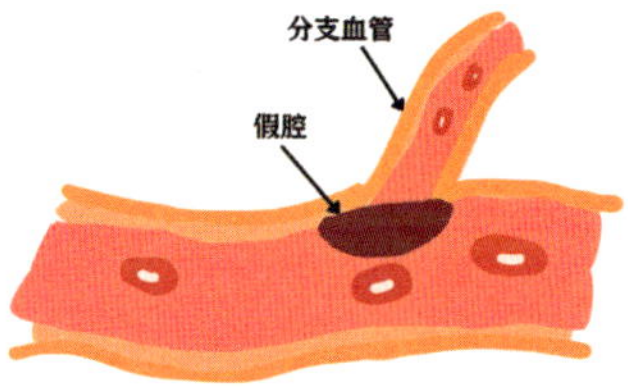

图 13

● 假腔压迫真腔：真腔的“地盘告急”

除了阻塞分支血管，当主动脉上没有出现其他破口时，假腔也会不断地抢占主动脉真腔的“地盘”，导致真腔被彻底堵住。这样一来，在堵塞处的近端，血流就会不断堆积，使近端的血压持续升高，而阻塞处的远端由于血液“补给”中断，会出现下肢脉搏消失等缺血症状（图 14）。

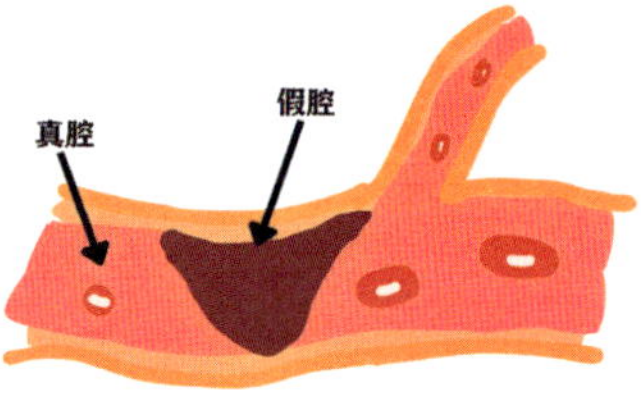

图 14

● 分支血管壁形成夹层：分支血管里的夹层“风波”

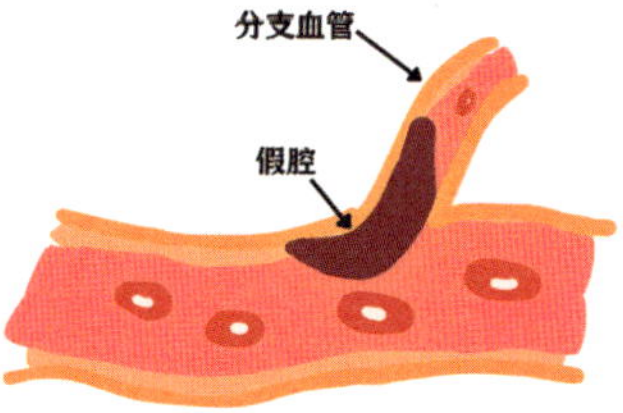

图 15

主动脉夹层还会跑到分支血管里“捣乱”。由于分支血管与主动脉连接处是血流动力学应力的“高危区域”，受到极大的冲击力，更容易对血管造成破坏，夹层会在这里“安家落户”，形成的假腔也同样会在这里抢占“地盘”，将原本宽敞的分支通道挤得极其狭窄，甚至直接把它们堵死，使血液无法通过（图 15）。

● 夹层内膜的套叠：内膜“塞子”引起的“断供”困境

由于夹层内膜持续受到高压血流的冲击，有时候被“惹急”了，它还会玩起“离家出走”的戏码，从主动脉上完全脱落下来，随着血流往血管远端跑去。当它一不小心被卡在远处血管的某个部位时，就会像一个“塞子”一样，把这个血管通道完全堵住，导致血管远处的组织瞬间“断供”（图 16）。

● 夹层内膜的活瓣阻塞：内膜“活瓣”卡壳，血管“交通瘫痪”

当主动脉夹层的破口靠近分支血管的开口处时，破口内膜就像一个飘动的“门帘”，随着血流，时不时堵塞分支血管的入口处，使原本畅通无阻的血流变得时断时续，甚至完全堵塞（图 17）。

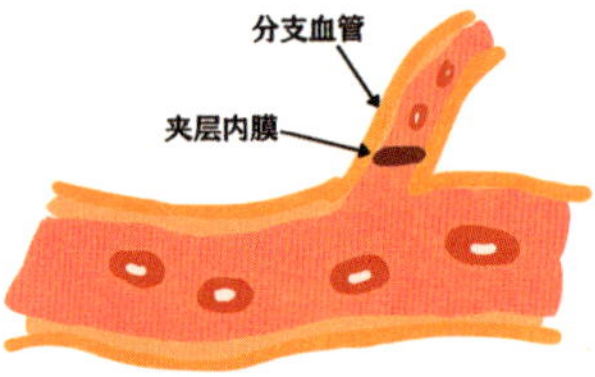

图 16

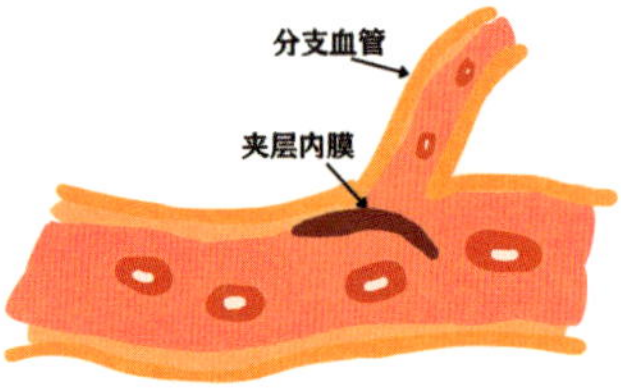

图 17

3. 主动脉瓣反流：心脏“逆流”超凶险

主动脉瓣如同一个单向开口的“闸门”，确保血液从心脏流向主动脉，不会出现血液反流。如果夹层的“暗道”延伸到了“闸门”的根基部位，“暗道”里翻滚的血液（夹层的血肿）就会汇集成一股强大的力量，将“闸门”顶坏，这样一来，“闸门”就失去了正常的对合能力，无法正常关闭，血液会从门缝里反流回去。在正常状态下，主动脉瓣这个“闸门”的缝隙小于 1 mm，但夹层患者的对合缝隙可能大于 5 mm，因此大量血液会趁机反流。

当主动脉夹层突然引发主动脉瓣反流时，心脏可能无法迅速适应这种变化。就像无法突然举起超过自身能力范围的重物一样，心脏也一样无法有效应对，因此会出现咳血、呼吸急促和无法平躺等急性左心衰的症状。如果反流的发展较为缓慢，心脏有机会进行代偿，就会通过“日夜加班”完成超额任务。长期处于这种超负荷的状态下，可能会发生心脏肥大、心力衰竭等问题。

这一事件并不少见，在近端主动脉夹层中，50%~70% 的患者会出现主动脉瓣反流，即便在远端主动脉夹层中，也会有 10% 的患者会遭殃。如果不及时治疗，严重的主动脉瓣反流患者 5 年生存率可能不足 30%。此外，主动脉夹层还可能会对心脏其他瓣膜的功能产生影响，如二尖瓣和三尖瓣（图 18）。

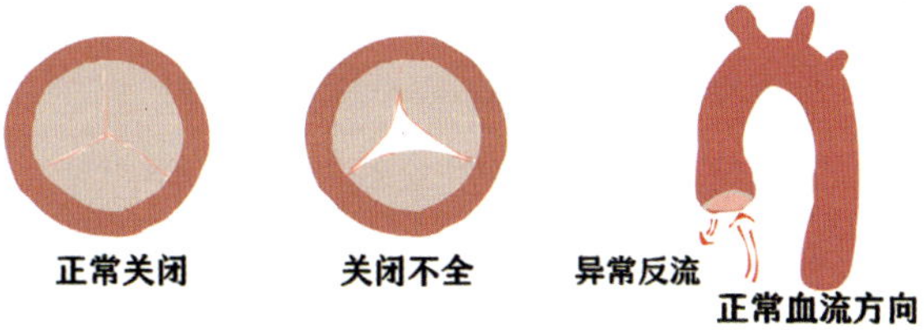

图 18

当主动脉夹层跑到窦管连接处“捣乱”时，它会使出浑身力气，把这里撑得更大。原本紧密配合的瓣叶交界处也被迫“挪位置”，不仅瓣叶间的距离越拉越大，瓣叶也变得越来越薄。这种情况持续久了，瓣叶边缘还会长出“老茧”（纤维增厚），最后不要说严丝合缝地“关门”了，甚至可能会直接破个大洞。这就是慢性升主动脉夹层患者主动脉瓣关闭不全的“元凶”——瓣叶被折腾得彻底“罢工”！

4. 其他

主动脉夹层还可能引发其他的身体危机。例如，升主动脉夹层可能会逆行而上，干扰心脏的“电路系统”，导致心脏传导速度减慢甚至停止，使心跳杂乱，毫无规律，甚至突然停止跳动。它还可能压迫上半身血液的“回流大道”——上腔静脉，导致面部、颈部和上肢这些地方出现肿胀；或压迫氧气转换“管道”——肺动脉，引起呼吸困难和缺氧。

生死时速警示谣

夹层发作真可怕，小小动作即“爆炸”。

突发疾病难预防，急救分秒不能缓。

五、医生小知识

通过前面的介绍，我们揭开了主动脉夹层——这颗潜藏在我们体内“隐形炸弹”的神秘面纱。现在，我们对这颗“炸弹”已经有了初步的认识，随着探索的步伐逐渐向前，接下来，我们将拿起更为专业的医学“放大镜”，深入分析这颗复杂“隐形炸弹”的秘密，为守护健康积累更多的知识。

1. 主动脉夹层分型：“拆弹专家”的分类法则

医生们为了搞清楚主动脉夹层这个“隐形炸弹”的具体情况，发明了不同的“炸弹危险评估法”，即 Stanford 分型、DeBakey 分型、近端和远端分型，以帮助他们快速判断“炸弹”的位置和危险程度。

● 主动脉夹层 Stanford 分型

Stanford 分型把主动脉夹层分为 A 型和 B 型。这两种夹层就像是两个性格截然不同的“炸弹”，都有着自己独特的行事风格。

A 型夹层是最让医生头疼的“隐形炸弹”，因为它涉及主动脉这个“水管”的“核心区域”——升主动脉。不管这个“隐形炸弹”在哪里登场，只要影响到升主动脉，就属于 A 型夹层。它就像一个超级破坏者，可能会从升主动脉一路蔓延到主动脉弓、降主动脉，甚至更远。因为它直接影响到心脏附近的重要部位，情况极为凶险，所以医生们往往面临巨大的压力，要迅速评估、果断决策，紧急进行“拆弹”手术（图 19）。

与 A 型夹层相比，B 型夹层显得更为隐匿。它通常潜伏在降主动脉，也就是“水管”的下半部分，虽然这种类型的夹层极少影响到升主动脉，

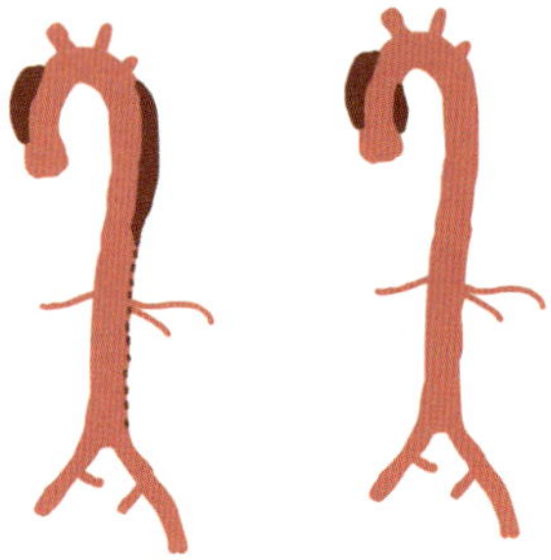

图 19

但它可能会悄无声息地向下蔓延到腹主动脉，一旦炸裂，可导致大量出血，影响肝脏、脾脏等重要器官的血流供应，对患者的生命造成严重威胁。因此，医生需要及时通过介入或药物治疗慢慢拆除这颗“炸弹”（图 20）。

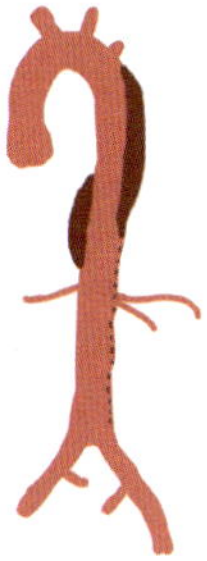

图 20

● 主动脉夹层 DeBakey 分型

DeBakey 分型堪称主动脉夹层界的“经典侦探手册”，它在 Stanford 分型的基础上，根据原发破口位置及累及范围，进一步将 A 型夹层划分为Ⅰ型、Ⅱ型夹层，将 B 型夹层归为Ⅲ型夹层。

Ⅰ型夹层是主动脉夹层中的“大魔王”，原发破口位于升主动脉，即水管的最开始部分，可直接影响到血液的“源头”——心脏，而且病变涉及范围非常广泛，可一路蔓延到主动脉弓，甚至还会延伸到降主动脉，破坏力极强。Ⅰ型夹层危险程度极高，病情紧急，医生们面对这样一个强势的“破坏者”时，必须时刻保持警惕，迅速进行评估和干预，通常需要进行紧急手术来修复这条“水管”的破口。

Ⅱ型夹层的破口同样位于升主动脉，与“大魔王”兄弟（Ⅰ型夹层）相比，它的“势力范围”相对较小，只在水管的最开始部分作恶，即病变范围仅局限于升主动脉。这种类型的夹层就像是一个局部“麻烦制造者”，虽然破坏范围有限，但靠近心脏且涉及重要血管，也可引发严重的心血管事件。医生们面对这个“局部危机”时，通常采用手术方式帮助患者顺利渡过难关。

Ⅲ型夹层是低调的“远端破坏者”，其原发破口位于降主动脉，也就是水管的下半部分。这种夹层的特点在于不会影响到升主动脉，也就是说它不像Ⅰ型夹层和Ⅱ型夹层那样直接冲击心脏附近的重要区域。然而，Ⅲ型夹层有时会向下蔓延到腹主动脉，导致肠道、肾脏等重要器官的血液供应受到威胁。它虽然不像Ⅰ型夹层那样让医生倍感压力，但仍需对这个危机保持警惕，可通过腔内手术或药物等方式进行治疗（图 21）。

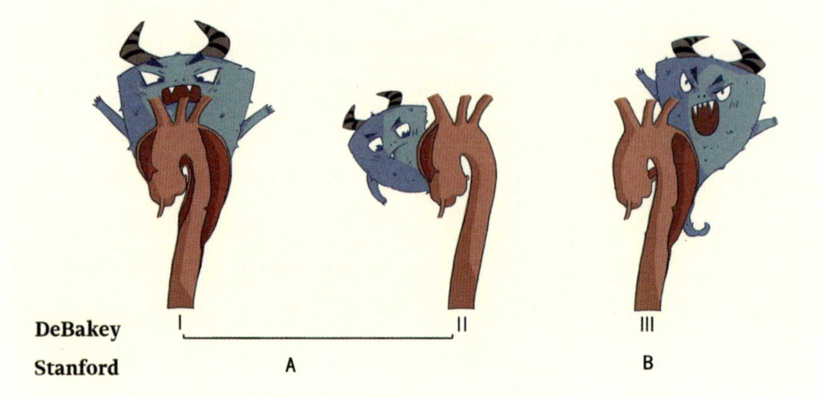

图 21

● 近端和远端主动脉夹层

相较于 Stanford 分型和 DeBakey 分型，近端与远端主动脉夹层像是给医生们准备的一份超详细的“拆弹说明书”。它对夹层累及的范围进行了更为细致的划分，可确保在救治过程中不走弯路，精准定位“隐形炸弹”的位置。

左锁骨下动脉的位置可以作为近端和远端这两种“隐形炸弹”类型的关键界线。近端主动脉夹层这颗“隐形炸弹”被安置在左锁骨下动脉起始点以上的区域，也就是升主动脉和 / 或主动脉弓的位置，常见于 50~55 岁的患者。由于这里距离心脏特别近，一旦发现“隐形炸弹”在这里埋伏，需要立即进行紧急手术。

远端主动脉夹层则是“隐形炸弹”被放置在左锁骨下动脉起始点以下的区域，根据“隐形炸弹”在此区域累及的范围差异，它又被细分为 4 种小类型：I 型是从近端胸降主动脉（第 6 胸椎以上）开始，一直延伸到近端腹降主动脉（肾动脉起始处以上）；Ⅱ 型是从近端胸降主动脉开始，一直到远端腹降主动脉；Ⅲ 型则是从远端胸降主动脉开始，并且可以忽略腹降主动脉的情况；而Ⅳ型仅影响位于膈肌以下的腹降主动脉。与近端主动脉夹层相比，它更偏爱 60~70 岁的患者。医生会根据远端主动脉夹层患者病情的紧急情况，选择相应的“拆弹”手段。对于急性的远端主动脉夹层，首选内科治疗，在内科治疗无效或出现并发症的情况下，才考虑手术“拆弹”。而对于慢性的远端夹层，医生需要根据患者的临床症状、破裂风险等因素进行综合评估，再决定是否需要进行手术“拆弹”（图 22）。

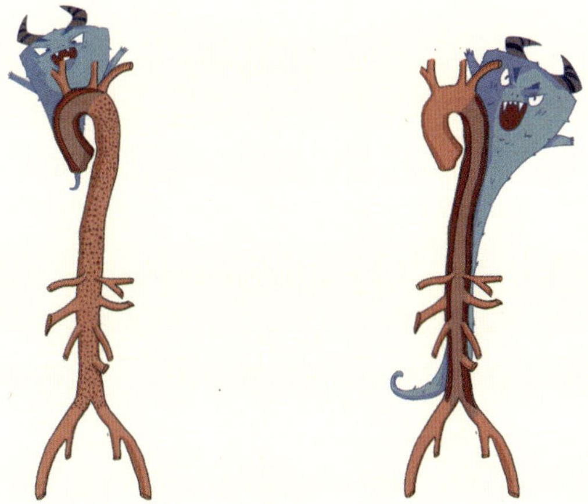

图 22

2. 主动脉夹层的破裂特点：“隐形炸弹”的引爆点、范围以及军火库

了解这颗“隐形炸弹”的“爆炸”特点，明确“爆破口”（原发破口）、“爆破范围”（夹层累及范围）以及“火药库”（假腔）的位置，对于医生来说，就如同掌握了拆除它的关键线索，有助于迅速制定出精准的“拆弹方案”。

● 夹层的起始部位——“炸弹”爆破点

那么，这颗“隐形炸弹”的爆破口究竟隐藏在哪里呢？研究显示，它“危险地带”的分布相当有规律。60%~70% 的爆破口位于主动脉的核心区域——升主动脉，由于直接承受心脏泵出血液的高压冲击，一旦“爆炸”（破裂），死亡率极高，堪称“死亡区域”。20%~30% 的爆破口位于主动脉弓，可直接切断脑部或上肢的血液供应，亦可危及生命。10%~20% 的爆破口隐藏在降主动脉，虽然相对“低调”，但其实力同样不容小觑，稍有不慎便会引发严重后果。

● 夹层累及范围——“炸弹”的引爆范围

近端主动脉夹层无疑是这些“隐形炸弹”中的“主力军”，占据了所有“隐形炸弹”事件的 3/4。在这批“主力军”中，有的像是被精心安置在一个小盒子里，只局限于升主动脉这一小块区域（DeBakey 型），这个位置的“隐形炸弹”虽然威力不容小觑，但相对占比不高，只有 14%~28%，就像是“小型炸弹”。而有的“炸弹”则像是被放置在了更大的空间里，不仅覆盖了升主动脉，还延伸到了主动脉弓，这样的“炸弹”占比 10%~19%，威力更大，破坏力更强，就像是“中型炸弹”。有的“炸弹”仿佛被设定了无限制的扩散程序，其爆炸范围不仅席卷了升主动脉和主动脉弓，还一路向下，直抵腹主动脉，这样的“炸弹”占比高达 25%~45%，就像是“超大型炸弹”，一旦引爆，后果不堪设想。

在所有主动脉夹层的“隐形炸弹”事件中，还有 1/4 选择了在远端主动脉这一相对“偏远”的区域引爆。这些位置的“隐形炸弹”虽然相对“孤立”，但威力同样不容小觑，因为它们中的大部分都会同时影响胸降主动脉和腹降主动脉，就像是“连环炸弹”，引爆后会引发一系列的连锁反应。

● 夹层假腔的位置——炸弹的“火药库”

夹层的“火药库”——假腔，并不会贪婪地吞噬整圈主动脉壁，而是狡猾地占据了全周主动脉壁 1/3~2/3 的“领地”。它在这片“领地”内悄然扩张，不断侵蚀着主动脉壁的正常结构，使得原本坚固的血管壁变得脆弱不堪，为潜在的灾难埋下伏笔（图 23）。

在主动脉的不同地段，“火药库”也都有着自己独特的“选址偏好”。在升主动脉上，它偏爱在右前壁搭建起自己的“秘密基地”；在主动脉弓这个“分流装置”上，它则巧妙地将头臂干的起始位置作为自己的“藏身之所”，那里血管纵横交错，为它提供了绝佳的掩护；在降主动脉，它则更喜欢在左侧壁寻找理想的“安居之所”（图 24）。

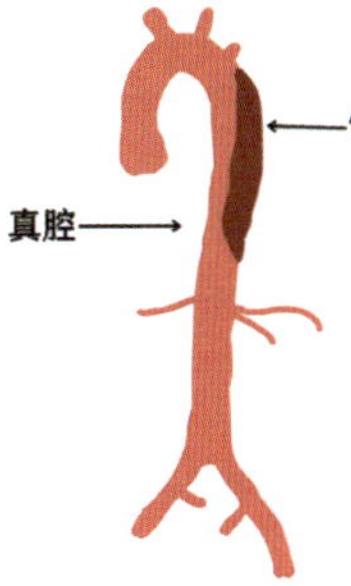

图 23

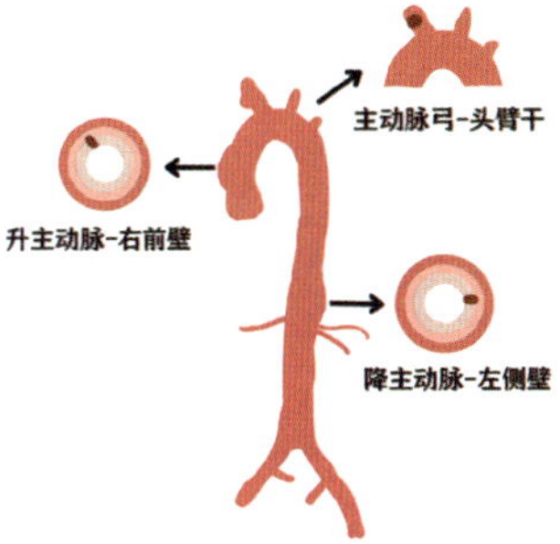

图 24

更令人担忧的是，这个“火药库”的边缘存在如右冠状动脉、头臂干、左肋间动脉等血管的起始部位，一旦这些血管被“炸弹”波及，它们的血液供应就会受到严重影响，从而引发全身范围的不良后果。

3. 主动脉夹层的分期：血管里的“生死时速”

为了更好地应对这一凶险的疾病，医生们通过深入的研究和临床实践，摸清了它的病情发展“套路”，并将其整个病程分成了四个阶段。

● **第一阶段：超急性期（发病时间 < 24 小时）**

这个阶段是“隐形炸弹”刚刚被引爆的时刻，也是最为凶险的阶段。患者常突发剧烈、难以忍受的撕裂样或刀割样疼痛，并且这个阶段的“隐形炸弹”处于极不稳定的状态，容易进一步撕裂扩展，甚至破裂，引发大出血。如果没能及时察觉并采取措施，这场与死神的较量风险就会迅速升级，病情会在眨眼之间恶化得让人措手不及，24 小时死亡的风险率更是高达 20%。这是与时间生死竞速的阶段，每一分每一秒都至关重要！

● **第二阶段：急性期（发病后第 2~14 天）**

这个阶段，患者仿佛置身于一场持久的“疼痛马拉松”，虽然胸背部的剧痛相比超急性期时略有缓和，但仍然让人难以承受。这期间，患者极可能遭遇高血压的突袭、心力衰竭的困扰，或者出现肢体缺血的症状等。若是在这个关键时刻仍然忽略了治疗的紧迫性，病情就会像脱缰的野马，继续快速恶化。仅仅 2 天内，死亡率就能攀升至 50%，在 7 天内，这个比例更是惊人地跃升至 70%。这是与时间无声博弈的阶段，每一步的迟疑都可能将自己推向死亡的深渊。

● 第三阶段：亚急性期（发病后第 15~90 天）

这个阶段就像是暴风雨后的宁静，虽然天空不再乌云密布，但暗流涌动，危机并未解除。夹层这颗“隐形炸弹”的导火线被按下了暂停键，撕裂口不像之前那样肆无忌惮地扩张。但血管壁依旧薄如蝉翼，稍有不慎，就有可能再次被引爆。这时，任何突如其来的剧烈疼痛，又或是突发的晕厥，都是身体发出的紧急求救信号，必须立即就医。

● 第四阶段：慢性期（发病时间＞ 90 天）

经过前期一系列惊心动魄的“磨难”，主动脉夹层终于进入慢性期。患者的病情开始趋于平稳，但这并不意味着危险已经完全解除。主动脉壁上的“伤痕”依旧清晰可见，随着时间的推移，这些“伤痕”可能会悄悄酝酿，使患者遭遇主动脉扩张、动脉瘤等的威胁，患者仍需时刻保持警觉（图 25）。

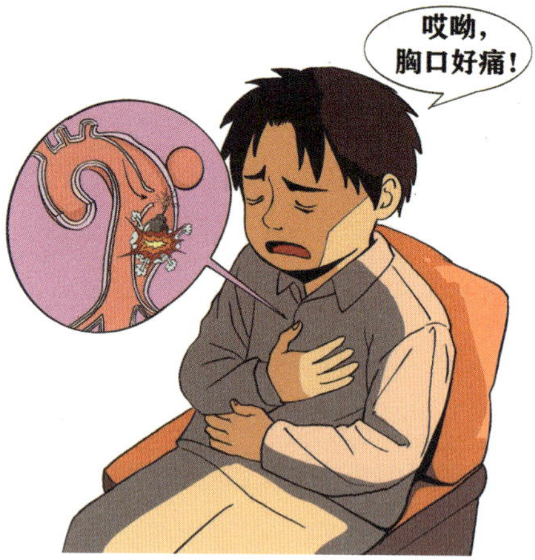

图 25

PART 2

主动脉夹层的“背后推手”

表面上看，主动脉夹层这颗“隐形炸弹”像是天降横祸，毫无征兆地出现并爆炸。然而，事实并非如此。每一次主动脉夹层的发生，都是一系列复杂因素长期积累、相互作用的结果。从遗传因素的潜伏到先天血管结构缺陷，再到后天的高血压等，这些因素都可能在不知不觉中引爆这颗“隐形炸弹”，然而我们在日常生活中可能常常忽略了它们的存在。

一、高血压：血管里的隐形危机

高血压是导致主动脉夹层形成的主要危险因素。高血压和主动脉夹层的关系，就像“增压水流”和“脆弱水管”之间的对抗。正常情况下，主动脉这根水管能够承受一定的压力，但如果血压长期居高不下，血管壁就会像被不断增压的水流冲击一样，逐渐受损，最终可能引发夹层。高血压对主动脉壁的损伤主要来源于横向切应力和纵向切应力（图 26）。

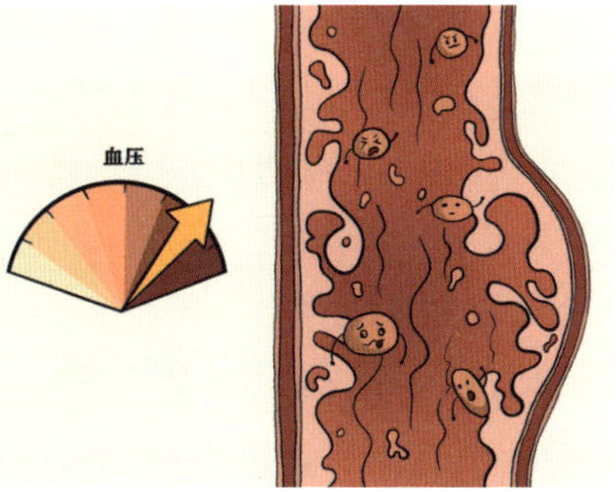

图 26

1. 横向切应力：高血压“挤压”下的破裂危机

血液在主动脉内流动时，会对血管壁产生侧向的压力，也就是横向切应力。这种压力就像在水管里快速涌出大量的水，水管壁会感受到来自水流的“挤压”。主动脉壁在高血压的作用下，会不断受到这种压力的冲击，导致血管壁的结构逐渐受损。

2. 纵向切应力：高血压“拉扯”下的破裂危机

纵向切应力是当心脏收缩时，血液高速向前流动，对主动脉壁产生向前的推力，就像是用力向相反的两端拉扯一根软水管，管道会变细、变长。当拉力太大或持续时间太长时，软管就可能会断裂。主动脉壁在高血压的作用下，就像这根被不断拉扯的软水管，可能会受到损伤。

这些切应力并不是恒定不变的，而是随着心脏的收缩和舒张表现出规律变化。在心脏收缩时，血液以最快的速度涌入主动脉，这时主动脉壁感受到的切应力最大。如果血压持续升高，这种“节律性攻击”会让血管壁承受更大的压力。

为了对抗横向切应力的增加，主动脉壁中膜的平滑肌细胞会相应增加，弹力纤维也会增多，但这种对抗能力不是无限的，当超出能力上限时，主动脉壁中膜结构就会被破坏，从而容易发生夹层。当血压升高时，纵向切应力也会增加，容易使主动脉被“扯开”。此外，主动脉中膜的结构特征也起到了“推波助澜”的作用，中膜里层的扩张性较外层更差，当切应力异常增加时，也容易产生主动脉夹层。

据统计，在100个主动脉夹层患者中，75个以上患有高血压，尤其在那些血压很难控制的患者中，主动脉夹层的发生率会更高。主动脉夹层很多时候是在血压突然升高的时候发生的，比如搬重物、情绪突然激动时。这种突然的高压会给主动脉一个巨大的冲击，很容易把主动脉壁冲破，形成夹层。另外，由于高血压患者的血管壁长期承受超负荷压力，因此在患病的10~15年后，也会进入主动脉夹层的高发年龄段。

总的来说，高血压就像一个“隐形危机”，在不知不觉中为夹层的形成埋下隐患。所以，严格控制血压，就好比给主动脉安装了一个“减压阀”，能有效降低主动脉夹层的发生率。

二、中膜结构缺陷：损坏的“运动衫”

主动脉夹层的发生与中膜薄弱密切相关。主动脉中膜这件“运动衫”由弹力纤维、胶原纤维和平滑肌细胞共同组成，维持着血管的弹性和强度。无论是遗传性疾病导致的先天结构缺陷，还是后天的退行性变化，都可能削弱这件“运动衫”的防御力，使其变得不堪一击，从而引发主动脉夹层（图 27）。

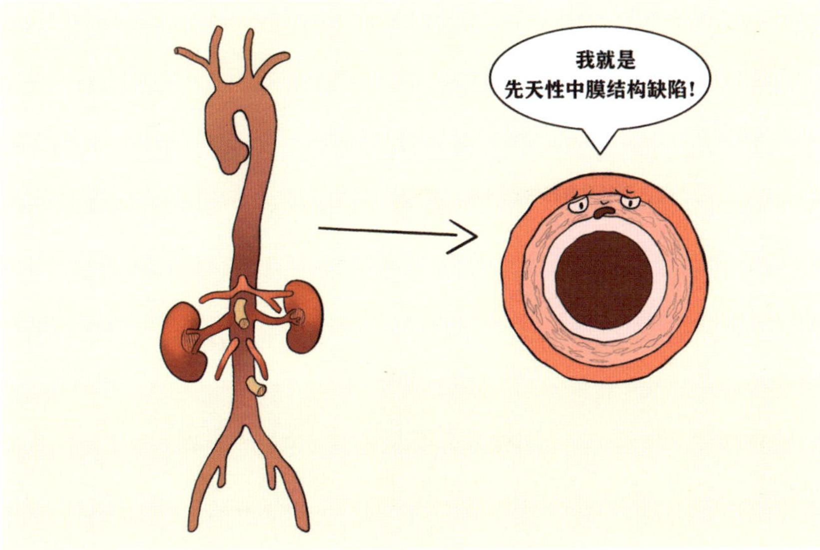

图 27

1. 先天性中膜结构缺陷：“运动衫”的出厂缺陷

马方综合征是一种先天性中膜结构缺陷的家族遗传病，极易引发主动脉夹层。它会导致弹性纤维无法正常形成，使得血管壁的弹性下降，就像劣质的弹性面料，既缺乏应有的回弹力，又异常脆弱，极易在轻微的外力下拉扯破损。对于马方综合征患者而言，他们的主动脉中膜就像是出厂时使用劣质弹性面料编织而成的“运动衫”，因质量问题而无法有效地吸收并缓冲血液的强大冲击力，容易发生破裂，从而导致主动脉夹层的发生。

马方综合征患者最明显的外貌特征就是身材瘦高，四肢修长，尤其是手指和脚趾特别长，就像蜘蛛的手脚一样，双手向两侧伸开来的长度通常超过身高。患者的关节也非常松弛，可以做出一些常人难以做到的动作。据统计，大约每 100 个马方综合征患者里，就有 10 个人可能会出现主动脉夹层，这一比例远远高于普通人群。因为这种疾病具有家族遗传的特性，这也是年轻人出现主动脉夹层最常见的原因。除了马方综合征以外，Loeys-Dietz 综合征、Ehlers-Danlos 综合征等遗传性疾病也可能会增加主动脉夹层的发生风险。如果家族里有人确诊这些遗传性疾病，最好尽早去医院检查一下，确认自己有没有“中招”（图 28）。

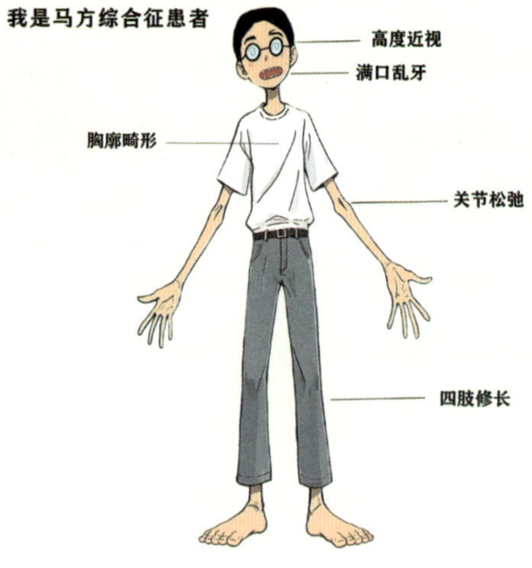

图 28

2. 中膜退行性变化：越穿越旧的“运动衫”

随着年龄的增长，主动脉中膜也会逐渐老化，出现囊性变和平滑肌退行性变化，就像越穿越旧的“运动衫”一样。

中膜囊性变是指主动脉中膜这件“运动衫”里填满了“果冻”般的黏液样物质，取代了原本坚固的弹力纤维和胶原纤维，使得这件“运动衫”变得松垮无力，难以抵御外界的压力。据统计，在100个主动脉夹层患者中，有30~35个人出现这种情况。

平滑肌退行性变化，代表平滑肌细胞的数量开始减少，就像运动衫里的“固定缝线”不断丢失。身体里平滑肌细胞原本起着支撑弹力纤维的作用，将它们“固定”在各自的位置上。如果平滑肌细胞丢失，弹力纤维就失去了“固定”，中膜这件“运动衫”也因此变得松散，更加易于受损。

很多时候，中膜囊性变和平滑肌退行性变化会同时出现在同一个患者中。40岁以下的患者，主要以囊性变为主；而40岁以上年纪较大的患者主要是平滑肌细胞的丢失。无论哪种情况，都会让中膜受损，很容易被血液冲出一条裂缝，最终导致主动脉夹层的发生。

三、先天性血管畸形：血管里的“先天瑕疵”

正常情况下，血液能够平稳地在主动脉这根“高压水管”中流动。然而，有些人生下来就有心血管畸形病症，这种情况就像是生产时就带有缺陷的水管，比如水管某处很窄（主动脉缩窄）或水管出口闸的闸门形状不规则（主动脉瓣畸形）等，当血液流过这些地方的时候就会发生意外。

当水流在一根水管里平稳流动，水管的某处突然变窄（就像主动脉缩窄），水流速度就会突然加快，对水管内壁的冲击力也会变大。这种冲刷力如同水流对水管内壁的摩擦力，时间久了，就会把水管内壁刮伤。同样，如果水管出口闸的闸门形状不规则（主动脉瓣畸形），水流的流出不畅，经过时也可能会产生湍流和冲击，从而损伤水管内部。

简单来说，先天性心血管畸形会让主动脉这根“水管”里的血液流动变得又快又乱，对水管内壁的压力和摩擦力也会变大，主动脉壁内膜就会因此被扯破，继而形成夹层。

四、动脉粥样硬化：血管里的“淤泥堵塞”

正常情况下，主动脉这根“水管”的内壁光滑平整，血流可以顺畅地通过。而动脉粥样硬化就像是水管内壁不断堆积的“淤泥”（胆固醇、脂肪和其他物质），它们让血管壁慢慢变得“粗糙”。随着时间推移，这些淤泥越积越多，逐渐在血管内壁上形成一个个“淤泥堆”（粥样斑块）。这些“淤泥堆”不仅让血管内壁变得不平整，还会越积越厚，把血管越挤越窄，将原本宽敞的大血管变成了狭窄的细管，甚至完全堵塞血管。

当主动脉越来越窄时，血流却还在源源不断地冲过来，主动脉壁承受的压力会越来越大。最终，在强大的血流冲击下，脆弱的主动脉内膜被冲出了一个大口子，血液顺着流进来，形成主动脉夹层。所以，动脉粥样硬化就像是在水管里制造“淤泥堵塞”的罪魁祸首，它通过破坏管壁的正常结构，让主动脉变得脆弱易损，最终引发主动脉夹层。

五、妊娠：不可思议的“新生隐患”

怀孕是女性人生中最神奇的旅程之一，但对身体来说，也是一场“大冒险”，尤其是对那些有潜在主动脉问题的女性。怀孕期间，女性的身体会发生很多奇妙的变化，比如体内的血容量会增加，心脏需要更努力地工作，把血液送到妈妈和宝宝的身体里，可能会导致血压也会相应地升高。这些变化对大多数女性来说是正常的，但对一些有潜在主动脉问题的女性来说，这些变化可能会带来致命威胁。

另外，怀孕期间，为了让身体适应怀孕的状态，女性体内的激素水平会发生巨大的变化。这些激素的变化也会影响身体的其他部分，包括主动脉。如果长期内分泌紊乱，主动脉的结构可能会发生改变，变得不再那么结实，就像是主动脉的“水管壁”被腐蚀，更容易出现裂缝，从而形成夹层。

对于40岁以下的女性，大约有一半的主动脉夹层是在怀孕期间或产后早期发生的，尤其是怀孕的最后三个月（6~9个月），因为这个阶段宝宝生长发育的速度最快，妈妈的身体需要提供更多的血液和营养，心脏和血管的压力也最大。此外，妊娠期高血压、体重增加过多也会增加主动脉夹层的发生风险（图29）。

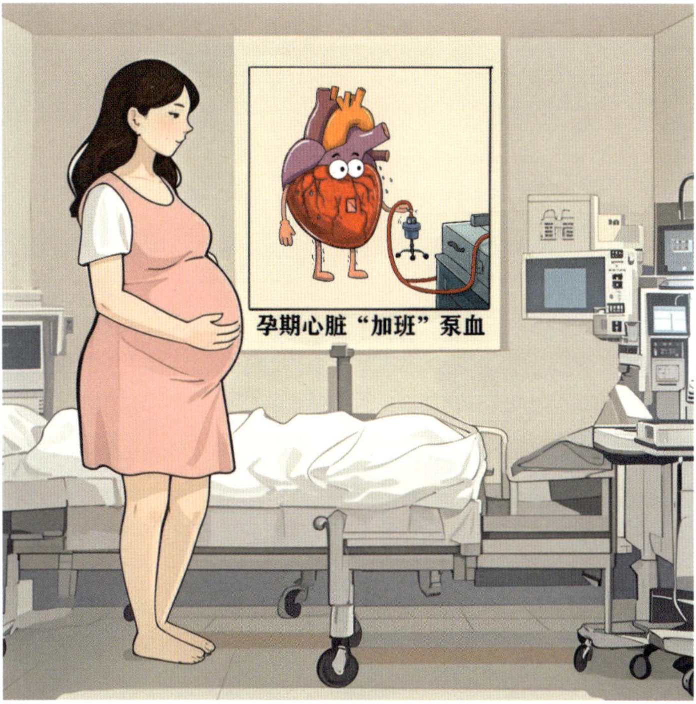

图29

六、主动脉壁的炎症反应：夹层的“帮凶”

炎症反应是指当某个部位受到损伤或感染时，身体为了清除病原体、修复受损组织而作出的防御反应。这种反应本来是为了保护身体，但有时候也会带来麻烦。有些疾病，比如巨细胞动脉炎、大动脉炎、特发性主动脉炎（Takayasu 动脉炎）等，会引起血管壁的慢性炎症，就像给主动脉及其分支涂上了腐蚀性物质，让主动脉这根水管“生锈”，从而破坏主动脉壁的结构，增加主动脉夹层的风险。同时，炎症还会激活身体里的“破坏分子”——金属基质蛋白酶和其他分解酶。这些酶就像“锤子”一样，会“敲坏”主动脉壁的结构，使主动脉壁变得又薄又脆，很容易被撕裂。此外，当细菌、病毒这些不速之客侵入我们的身体，比如感染梅毒或发生细菌性心内膜炎时，它们在挑起体内的炎症大战的同时，还会直接“瞄准”主动脉这根坚固的“水管”，并在上面偷偷凿个洞，随时可能引发主动脉夹层。

七、创伤：突发意外的“潜在威胁”

在身体受到钝力撞击（如车祸、跌落或者被重物砸到）时，主动脉可能会因为外力的作用而发生扭曲。这种情况就像用手扭一根橡皮管，如果力量太大，橡皮管的里层（主动脉的中膜）就会被撕开，这种损伤最常发生在狭窄部位，如主动脉峡部（主动脉弓与降主动脉交界处的一段比较狭窄的区域）。如果主动脉本身没有其他问题，单纯钝伤导致的主动脉夹层通常范围比较局限，且大多进展较慢。

近年来，随着心血管的介入诊断和治疗、心脏外科手术的普遍开展，一些医源性损伤也可能会引起主动脉夹层。例如，在心脏手术中，需要在主动脉、股动脉等部位进行插管、切开或钳夹操作，这些操作虽然很精细，但仍然有可能损伤主动脉壁的中膜，导致夹层发生。不过，这种情况并不常见，报道的发生率大部分在1%以下，不用过分担心（图30）。

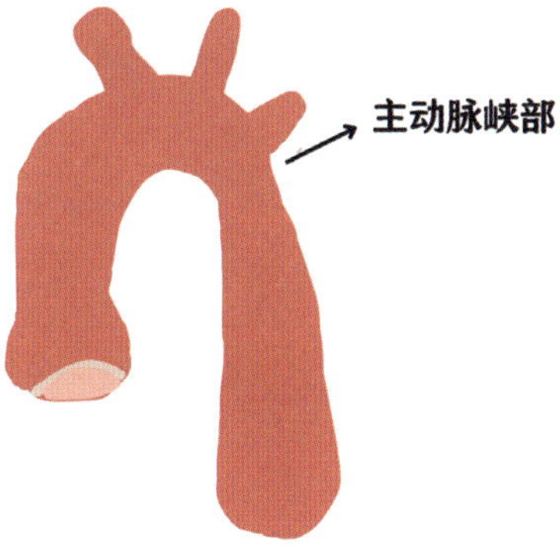

图30

八、吸毒：生命健康的“毒瘤”

吸食可卡因、冰毒等刺激性毒品，会对心血管系统造成严重的伤害。毒品进入人体后，会迅速引起血压升高和心率加快。这种剧烈的血压波动就像一场“风暴”，对主动脉壁施加巨大的压力，导致内膜撕裂。此外，毒品还会导致血管痉挛，进一步加剧血管壁的损伤，从而引发主动脉夹层。吸毒不仅会引发主动脉夹层，还会对身体造成其他不可逆转的伤害，比如脑血管破裂、精神障碍等。因此，远离毒品，保持健康的生活方式，是保护自己和家人最好的方法。

总而言之，主动脉夹层这颗“隐形炸弹”的存在并非偶然，而是多种复杂因素长期积累、相互作用的结果。认识到这些潜在的病因，有助于我们及早采取积极的措施进行预防和早期干预，这对于降低主动脉夹层的发病风险至关重要。

夹层诱因大揭秘

夹层风险须留意，诱因多样藏危机。

血压攀升血脂高，烟酒无度血管糟。

长手长脚瘦高个，马方筛查莫忘掉。

动脉硬化如薄冰，一碰即碎勿看轻。

十月怀胎负担重，母体安危要顾到。

撞胸剧痛似刀绞，急奔医院仔细瞧。

定期检查不可少，早察隐患警报消。

PART 3
主动脉夹层的求救信号与救护指南

主动脉夹层如同一场突如其来的“血管风暴”，看似毫无预兆，但在它真正肆虐之前，我们的身体会通过聪明的预警系统发出种种求救信号，只要我们“眼观六路，耳听八方”，捕捉到这些信号，就能为挽救生命争得宝贵的黄金救援时间！那么，当我们遭遇主动脉夹层这个“血管风暴”突袭时，如何迅速发现？又该如何有效自救呢？

一、主动脉夹层的首要求救信号：剧烈疼痛

当胸口被一阵剧痛突袭，且疼痛持续不止时，经常与心血管疾病“打交道”的朋友们可能会下意识地怀疑是不是急性心肌梗死或者心绞痛找上门了，但千万别忽略了有比这两类心血管疾病更狡猾、更危险的“超级杀手”——主动脉夹层！

主动脉夹层也是个急性子，同样会以剧烈的胸痛作为“开场白”，不过它比急性心肌梗死的压榨样胸痛狠多了，常表现出刀割样或撕裂样的剧痛，而且很多时候吃药是难以缓解的。更可怕的是，疼痛还会不断扩张势力范围，它可以从最初的胸前区域席卷至后背、腹部，一路向下，甚至影响到双腿，最终掀起一场“疼痛风暴”。接下来，让我们跟着本节的内容揭开主动脉夹层的剧痛面纱，学会如何识别这一最具标志性的求救信号（图31）。

1. 疼痛类型：持续性的撕裂痛

●撕心裂肺的痛

当夹层发生时，就如同主动脉最里面的那层“内衣”（内膜）被撕裂，

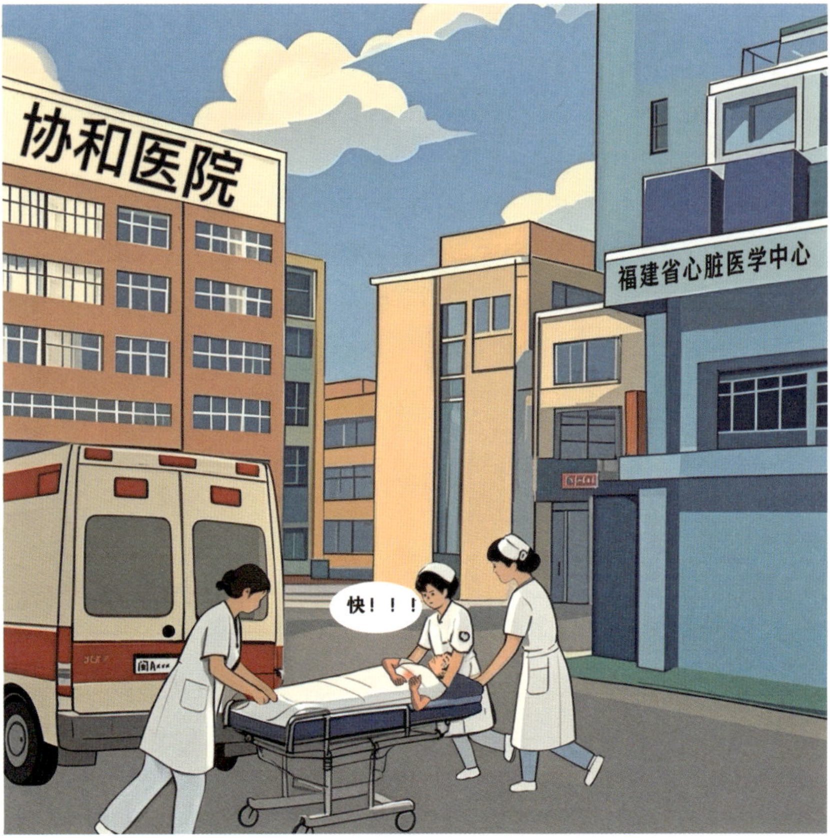

图 31

血液会一股脑儿地冲进“内衣”和“紧身运动衫”（中膜）之间，形成一个危险的高压“暗道”。此时，身体就会感受到一股“撕心裂肺”的剧痛，就像血管被强大的力量撕扯开，或是被锋利的刀刃深深划开，痛感强烈到让人难以忍受。

● **无法停止的痛**

如果主动脉被撕开的原发破口没有及时“堵住”，血液就会持续疯狂涌入“暗道”，并且越积越多。随着“暗道”的扩张，里面的压力会越来越大，并且不断撕扯着主动脉的内膜与中膜，这种通过血液堆积和主动脉壁的不断拉扯所引发的剧痛会如影随形，久久不散，甚至可能随着“暗道”的延伸而继续加重。

2. 疼痛位置：火速蔓延

● 哪里破哪里痛

主动脉夹层的“暗道”一旦出现，它所引发的疼痛就如同 GPS（全球定位系统）信号一般，为我们提供了极具价值的关键线索。这些疼痛的起点以及随后延伸的方向，往往能够直接提示“暗道”所在的位置以及其扩展的路径（图 32）。

升主动脉“暗道”：自下而上的疼痛 当“暗道”位于升主动脉时，疼痛部位会集中在前胸（胸骨后）的位置，并且可能向上往颈、咽、下颌等部位蔓延，疼痛多呈现出“自下而上”的特点。

主动脉弓“暗道”：多向蔓延的疼痛 主动脉弓是主动脉的“交通枢纽”，连接着升主动脉和降主动脉，并且有三个重要分支血管（头臂干、左颈总动脉、左锁骨下动脉）。所以当“暗道”位于该部位时，疼痛就会特别“调皮”，

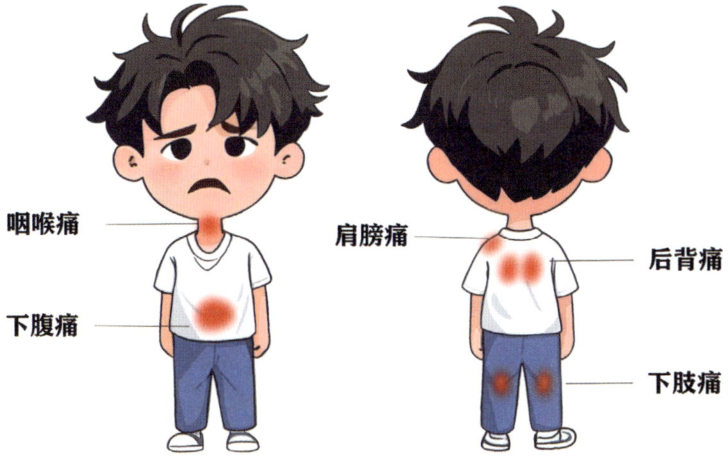

图 32

常表现出复杂性和“多向蔓延”的特点。该部位的疼痛通常起始于胸骨后、前胸上部或锁骨下方，位置较升主动脉“暗道”的疼痛起始部位稍低，但较降主动脉“暗道”更高，处于两者的居中区域。并且疼痛可能向上蔓延（颈部、下颌、耳部等），可能向下蔓延（肩胛间区、背部等），也可能“四处乱窜”，让人捉摸不透。

降主动脉及更远端“暗道”：自上而下的疼痛 当“暗道”位于降主动脉或更远端的动脉时，通常会表现出肩胛间区或上腹部疼痛，并且可能向背部、腹部、腰部等部位延伸，甚至会一路蔓延到下肢，疼痛多呈现出“自上而下”的特点。

● 一处破，全身痛

随着主动脉内的“暗道”不断扩张，主动脉被撕开的范围也越来越大，病变不再局限于某一段主动脉。相应地，疼痛也开始“升级”，不再局限于单一部位，呈现出多部位分布的特点。除此之外，疼痛还会通过神奇的神经传导，在身体里玩起“捉迷藏”，出现广泛性的放射痛，颈部、下颌、背部、腹部、下肢等部位都可能同时出现疼痛，呈现出全身“游走性”和“不固定性”的性质，仿佛在全身“四处游荡”。

主动脉夹层是一种比急性心肌梗死和心绞痛更为凶险的心血管疾病，其典型特征是突发剧烈的撕裂样或刀割样胸痛，且具有迅速蔓延和多向蔓延的特点。这种疼痛不仅是疾病的首要求救信号，也是提示病情严重性的关键。因此，准确识别这种独特的疼痛表现对及时诊断和启动紧急救治措施至关重要。

二、主动脉夹层的其他求救信号

主动脉夹层这场“血管风暴”来临时，身体不仅会发出剧烈疼痛这一最为直观的“求救信号”，还会通过血压波动、器官缺血等其他重要表现来提示危险的存在。这些信号虽然不如剧痛那般直观明显，但同样关键，及时识别这些信号也能够为救治赢得宝贵时间。记住！早一秒识别，多一分生的希望；多一份警觉，少一分生命危险。

1. 血压波动："过山车"般忽高忽低

随着主动脉"暗道"的形成及扩张，主动脉里可供血液正常流通的管道直径会不断缩小，同时，主动脉分流出去的各个动脉分支血管还可能受到直接压迫。这会极大影响血液的正常运行，这种情况下，大部分患者会出现高血压症状，也有部分患者会表现为低血压。

● 血压飙升："高压锅"

当主动脉出现"暗道"时，体内的压力系统仿佛变成了一口失控的"高压锅"，血压会直线上升。当血压值超过 180/120 mmHg 后，会影响到心、脑、肾等重要器官功能，就进入医学上所说的"高血压急症"状态（图 33）。应对急性主动脉夹层合并高血压急症时，医生们最艰巨的任务就是平稳地降低"高压锅"的压力，让血压回到一个相对安全的水平，并在不影响重要脏器灌注下快速降低血压和控制心率，使理想的收缩压控制在 100~120 mmHg，心率控制在 60~80 次 / 分。

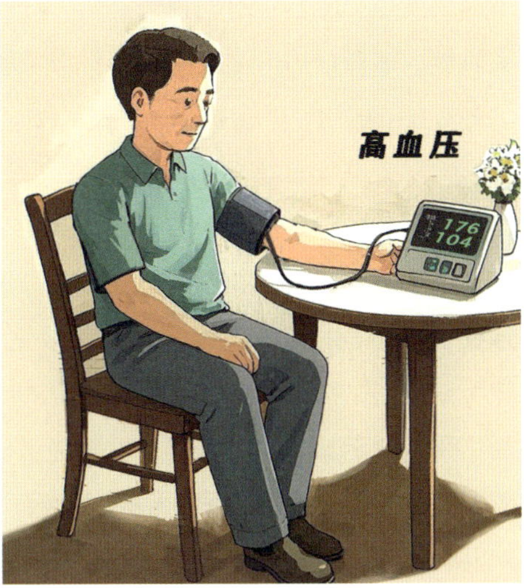

图 33

值得注意的是，主动脉夹层带来的极度疼痛会让人面色苍白、大汗淋漓、心跳加速，这种表现被称为"休克貌"。正常的"休克貌"会伴随低血压，但主动脉夹层的"休克貌"像个叛逆的小孩，会一反常态地让血压继续升高。这是因为身体在应对剧痛时释放了一些物质（如肾上腺素），使得血管收缩，进一步减小主动脉里正常通道的直径，增加心脏把控血液泵出的阻力，导致血管内的压力持续上升。

● 低血压危机：小心“夹”然而止

主动脉夹层患者最常见的死亡原因就是夹层破裂出血，破裂时就如同堤坝决口，大量的血液会瞬间奔涌而出，进入失血性休克状态。此时，体内重要器官得不到血液供应，患者脸色会变得像纸一样苍白，四肢冰冷且湿漉漉，情绪上表现出极度烦躁不安。最重要的是，由于大量血液的流失，身体内部的“压力系统”失去平衡，血压会急剧下降，可低至 90/60 mmHg，有时甚至低到连血压计都测不出来的程度。

2. 缺血症状：身体各部位的“断水断电”

主动脉是人体最大的血管，它不仅自己承担着巨大的血液流量，还会通过四通八达的动脉分支血管将血液和养分输送到身体的各个重要站点，如心、脑、肾等。但当这条“高压水管”发生夹层，形成危险的“暗道”时，不仅会压迫、阻塞本身的血管通道，还会波及那些由它发出的各级动脉分支血管。这样一来，通过这些动脉分支血管供血的器官和组织由于得不到足够的血液供应，就会抗议、罢工（图 34）。

● 循环系统症状：心脏水泵的“无力”

当主动脉夹层的“暗道”压迫到给心脏输送养分的关键通道——左、右冠状动脉时（由于在主动脉根部的“暗道”更偏爱右侧，所以右冠状动脉更容易被堵住，而左冠状动脉相对安全一些），心脏就会因为心肌缺血“喊疼”，这种情况称为急性心肌梗死。当心肌缺血持续时间过长时，心脏这个“水泵”就会由于长时间得不到足够的血液供应而变得“无力”，人体就会出现压榨样胸痛、胸闷和呼吸困难等症状。

● 神经系统症状：大脑指挥塔的“失灵”

当主动脉夹层的“暗道”挤压到给大脑输送养分的关键通道——无名

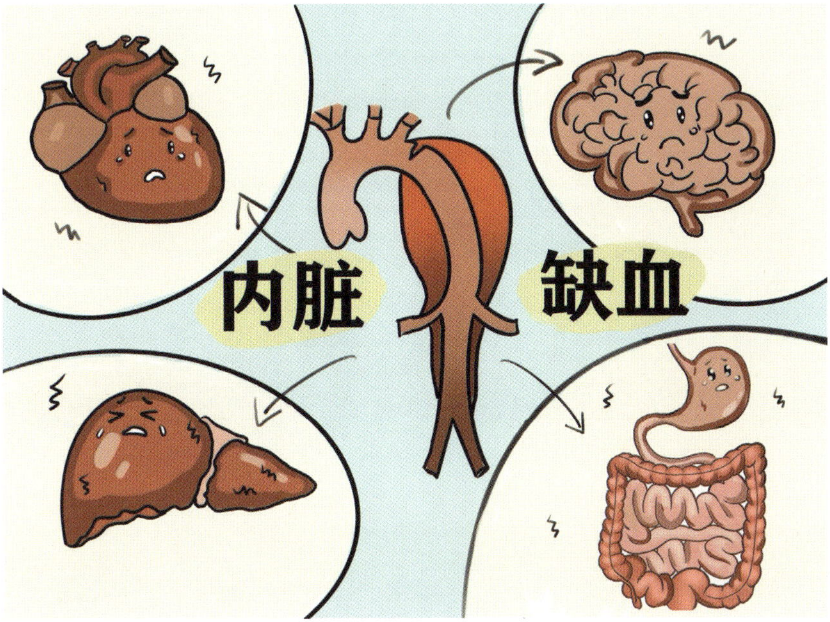

图 34

动脉、左颈总动脉时，大脑这个“指挥塔”会由于“燃料供应线”被阻断突然发生“短路”，导致发出错误的指令，甚至不发指令，这时人体可能出现头痛、眩晕、视力模糊等症状。当“暗道”进一步影响到大脑与身体其他部分连接的重要“通信电缆”——脊髓动脉时，身体的某个部分（如下肢、上肢等）会突然出现“故障”，这时可出现下肢无力、麻木、感觉丧失等症状。

● 泌尿系统症状：肾脏净水厂的“停工”

当主动脉夹层的“暗道”堵上给一侧或双侧肾脏输送养分的关键通道——肾动脉时，肾脏这个人体“净水厂”就会被切断电力供应，从而发出“停工”警告，这时可能出现血尿（尿液看起来像红茶）、少尿、无尿和严重高血压现象，甚至会发生急性肾衰竭（图 35）。

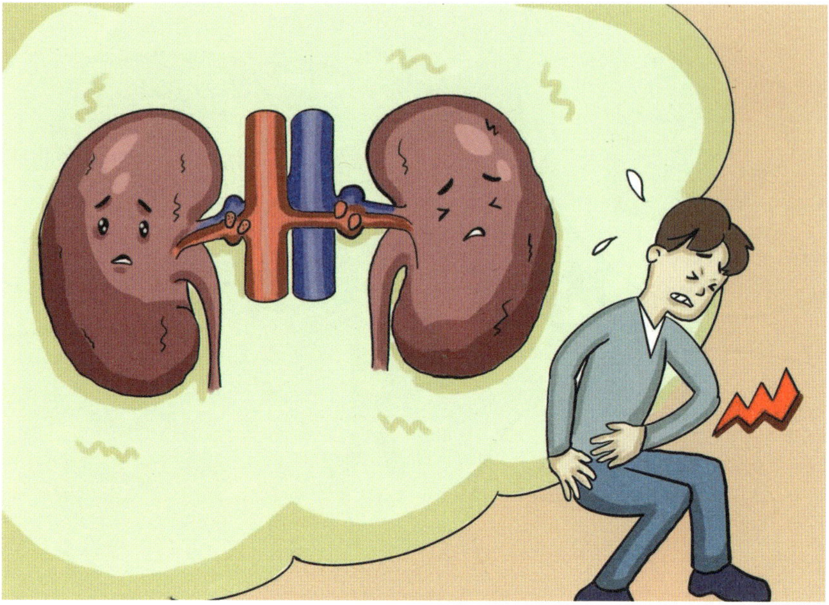

图 35

● **消化系统症状：食品加工厂和能量仓库的"瘫痪"**

当主动脉夹层的"暗道"继续捣乱至给胃肠道输送养分的关键通道——腹腔动脉、肠系膜上动脉及肠系膜下动脉等，胃肠道这个"食品加工厂"就无法正常运行，我们的肚子会开始"闹脾气"，表现出剧烈腹痛、腹胀、恶心呕吐、便血或黑便等症状。有时，这个"暗道"还会通过腹腔动脉影响肝脏或脾脏，这两个器官是身体里的"能量仓库"，当它们因为缺乏"血液补给"而"枯竭"时，就可能导致肝脏或脾脏梗死，这时人体会出现右上腹或左上腹剧痛、黄疸等症状。

3. 其他不典型症状：隐藏的警示信号

主动脉夹层的危险高压"暗道"，除了会引起上面所提到的明显的症状外，还可能引发一些不太典型的表现。让我们一起来了解这些隐藏的警示信号吧。

● **下肢的“罢工”**

下肢如果得不到足够的血液，就会产生冷、痛、走不动路的症状。

● **不对称的“脉搏乱舞”**

四肢动脉、双侧颈动脉搏动的强度或节律不对称。两侧的血压也可能出现差异，差值可达 40~50 mmHg 甚至更高（正常状态下相差 10~20 mmHg）。

● **心脏里的“悄悄话”**

主动脉瓣区特殊的舒张期杂音。“暗道”累及主动脉瓣导致主动脉瓣关闭不全时，医生听诊时通过听诊器可以听到心脏“叹气样”舒张期杂音。

● **心包的“压迫之谜”**

当“暗道”破裂，血液涌入心包（心脏周围的保护膜），会导致心包腔被填满。心包压塞是一种极其危急的情况，此时，心脏就像被紧紧包裹住一样无法正常工作，血液泵不出去，严重时可致死亡。

● **主动脉里“沉默的杀手”**

有的主动脉夹层患者自始至终不会出现疼痛症状，但这可不是什么好事。无痛性主动脉夹层患者的死亡率和主动脉破裂风险更高，常见于 Stanford A 型、高龄、糖尿病、主动脉瘤或心血管手术史的患者。

三、患者和家属的救护指南：一场与时间赛跑的生命救援

通过前面的内容，我们对主动脉夹层的“求救信号”已经有了初步了解。当我们遭遇突如其来的剧烈胸痛时，千万要警惕主动脉夹层！面对这场“血管风暴”，时间不是以小时计算，而是用分钟甚至秒来衡量的。从症状出现到获得专业救治的每一分钟，都直接影响生存概率。主动脉夹层发病后越快就医越好，黄金抢救时间是发病后的最初 6 小时，每延误 1 小时，死

亡率就增加 1%~2%。未经及时治疗的主动脉夹层患者，48 小时内的死亡率可达 50%！掌握正确的应对方法，能够为医疗团队争取宝贵的救治时间！

以下是一份关于主动脉夹层患者和家属的“救护指南”，它能够帮助我们在关键时刻作出正确决策，为生命赢得宝贵的时间窗口。

1. 紧急医疗求助

● 立即拨打急救电话“120”

急性主动脉夹层的病死率在 24 小时内非常高，患者处于极其凶险的境地。一旦怀疑发生这种情况，应立即拨打“120”急救电话，保持冷静，告知接线员患者的症状、当前地址，并提供联系电话，以便他们能够提供专业救助并迅速赶到。注意不要自行驾车就医或送医，夹层很容易发生破裂，急救车配备专业设备和人员，能在途中进行初步救治（图 36）。

● 听指挥，不乱动

任何不必要的动作（起身、走动、剧烈咳嗽等）都可能加重病情，急救人员是这场救援的指挥官，他们说什么，我们就做什么，保持冷静，不乱动，请等待救援小队的到来！

● 做好充足准备

家属应提前做好准备，为急救争取时间。可以提前清除周围的障碍物，疏散人群，以便急救人员到达后能够快速进行救治，并准备好患者的身份证、医保卡、近期病历、检查报告、正在使用的药物清单等，以便到院后医生快速了解病情。注意不要让患者大量喝水或进食，这会增加心脏负担，而且很多急性主动脉夹层患者入院后需要紧急手术，进食或喝水会增加麻醉和手术的风险。

2. 稳定血压

● 卧床休息

立即躺下休息，可以采取平躺或半坐位的体位，以减轻心脏负担和血压波动。如果有条件，可以用鼻导管或面罩给患者吸氧（2 升 / 分钟），帮

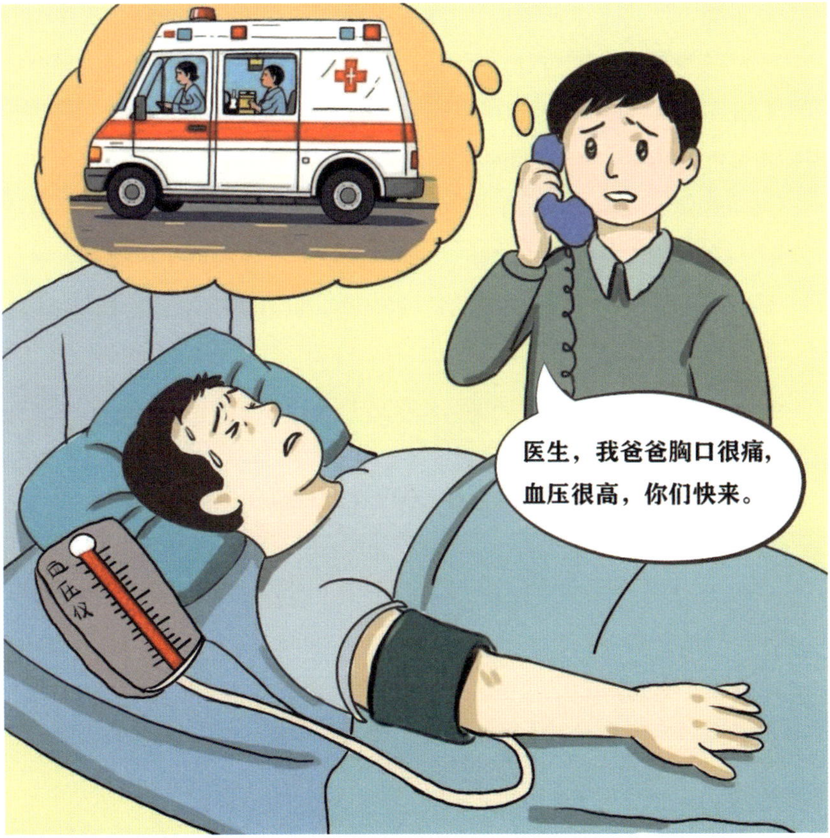

图 36

助呼吸更顺畅。

● 稳定情绪

尽量让患者保持镇静。焦虑和紧张只会使血压升高，增加心脏负担。要陪伴患者，用温和的声音安抚他们，并告诉他们救援已经在路上了。

● 环境

确保患者所在的环境安静、温暖且通风良好，避免给患者带来任何强光、噪声等刺激，帮助患者放松身心。

●拒绝一切“土方法”

不应随意进行拍打、放血、猛喝水、热敷……这些操作只会加速死亡！若平时有高血压，在心率正常的情况下，可按医生的指导口服降压相关药物，但切勿自行调整剂量或使用不明药物（如家里自备的止疼药）。

主动脉夹层的识别与救治是一场与“血管风暴”的赛跑，识别警报是起跑线，专业急救是终点线，每一秒都关乎生死，而我们手中的每一个正确决策，都在重写生命剧本！识别信号、快速反应、信任医生，就能把这场“血管风暴”的伤害降到最低！

胸痛急救保卫战

胸口突发撕裂痛，躺平之后勿乱动。

立即拨打一二零，静候医者速来迎。

PART 4

主动脉夹层患者需要做哪些检查

想象一下，我们的身体内部就像是一座错综复杂的城市，血管就像是这座城市里四通八达的道路，其中主动脉是最重要的“高速公路”，而血液则是道路上川流不息的车辆。当这条至关重要的“高速公路”出现问题，如发生主动脉夹层时，准确及时的诊断显得尤为重要。

一、给主动脉血管“拍照片”——影像学检查

为了全面了解和评估这条“高速公路”的状况，医生们需要用到一种叫“影像学检查”的神奇工具（图 37），具体包括 CT 血管造影检查、磁共振成像和超声心动图。通过检查，医生能够发现主动脉上哪里出现了“暗道”（假腔），这些暗道有多大、形状如何，以及它们是否影响到了主动脉上的其他“分支道路”，比如主动脉瓣或者各个分支血管。更重要的是，它还能发现一些其他的“蛛丝马迹”，比如心包积液（就像是心脏周围的“水坑”）、胸腔积液（胸腔里的“积水”）以及脏器缺血情况（就像某个器官因为“供血不足”而“营养不良”）。

1. CT 血管造影检查（CTA）：给血管拍张立体的“高清照”

为了找到这个“暗道”的准确位置并了解它的影响范围，需要用到一种叫“CTA”的高科技手段，它是临床医生首选、最可靠的主动脉夹层诊断工具。这项检查就像是给城市的交通网络拍了一张立体的“高清照”，它能够快速、准确地显示主动脉的形态、病变部位及范围。它的测量结果准确，可根据临床需求进行多次检查，并且价格相对便宜。

首先，医生会通过静脉注射一种特殊的含碘造影剂，就像是给血液染

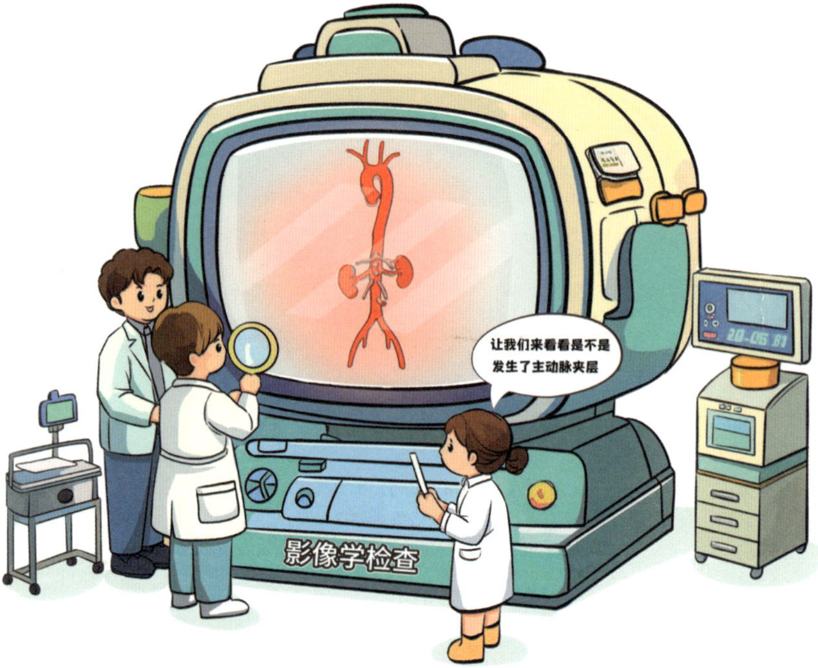

图 37

上了颜色。这种造影剂会迅速随着血流分布到血液流动的地方（主动脉夹层真腔及假腔），X 线在穿过主动脉血管时会被血液中的造影剂吸收，从而在 CT 图像上形成高密度的对比信号，使得主动脉血管腔内的血液流动路径清晰可见，真腔和假腔的位置一览无余。同时，该项检查还能够对主动脉壁进行成像，形成血管的轮廓，帮助医生清晰地看到主动脉血管的形态、走向。如果主动脉血管壁有钙化，会在 CT 图像上显示为高密度的斑点或斑块。如果主动脉血管壁有扩张或狭窄，这些病变也会通过主动脉血管腔的形态变化间接反映出来。CTA 既能显示主动脉的真腔和假腔，又能显示血管壁的形态、走向。这项检查就像是用一个超级精准的照相机，从各个方面对主动脉进行拍摄，快速、全方位无死角地呈现出一张主动脉的三维立体图像。

这张三维立体图像就像是一张“高清地图”，能够清晰地显示出以下情况：主动脉夹层的“暗道”（假腔）位置及其影响范围、真假腔的形态，以及对分支血管（就像是主干道上的小巷子）的影响。

不过，需要注意的是，有些患者可能对造影剂中的碘成分过敏。所以，在进行 CTA 检查之前，一定要告诉医生自己是否有碘过敏史，以免发生不必要的风险。

2. 磁共振血管成像（MRI）：血管的“高精密摄影机”

对于那些对碘过敏、肾功能不太好、孕妇或者是有甲状腺功能亢进等其他健康问题，而不能做 CTA 检查的患者来说，MRI 就像是为他们量身定制的“安全摄影师”。

MRI 像是一台“高精密摄影机”，它不像普通的 X 光或 CT 检查使用放射线，而是利用磁场和无线电波（射频脉冲），就像是用自然光拍照，对人体没有辐射伤害，是非常安全的。对主动脉血管进行成像时，基于流动的血液（微观物质，氢原子）磁共振信号与周围静止组织的信号之间的差异，形成图像对比，从而实现血管的成像。

主动脉夹层患者进行 MRI 检查时，相当于置身在一个强大的静息磁场中。这个磁场先会让血液中微观物质（氢原子）产生特定的行为，然后，通过特定频率的射频脉冲干扰氢原子的行为状态，当脉冲停止后，氢原子核会恢复至原来的状态，并释放出信号，这些信号被 MRI 的传感器接收，并经过一系列的处理，实现血管的影像。

可能大家对以上的内容不好理解，我们可以想象主动脉血管 MRI 成像过程就像是一场魔法表演，磁场是舞台背景，无线电波（射频脉冲）是魔术师手中的“魔法棒”， MRI 的成像功能是“高精密摄像机”。当魔术师挥动“魔法棒”（发射射频脉冲）时，会给血液中的微观物质（氢原子）发出特殊指令，这时的氢原子像是舞台上的演员，当达到某个特定的位置或状态时，它们会短暂地发出“特定信号”，这时“高精密摄像机”会连续捕捉这些“特定信号”，并且利用复杂的计算机处理，将“特定信号”转换成详细、清晰的血管图像。通过这些图像，医生能够清晰地看到主动脉血管以及它的各个分支血管，甚至包括微小的毛细血管都能一一呈现，同时还能观察到血管周围的组织。无论是血管堵塞、狭窄，还是其他任何异常，都逃不过 MRI 的全方位拍摄。

但是，这台“高精密摄影机”也有它的弱点，它的检查时间较长，并不适用于危急症患者的快速诊断；对体内有金属植入物的朋友，比如心脏支架、心脏起搏器、内固定物、假牙等，一定要告知医生，因为有些金属材质会使 MRI 失灵。

3. 超声心动图：心脏与血管的“超级透视仪”

超声心动图就像是一台“超级透视仪器”，不需要切开皮肤，也不需要注射任何药物，只需要通过一个小小的超声探头，就能轻松地“透视”你的皮肤，深入观察到心脏和血管的内部，是诊断心脏和血管疾病的重要工具之一。

在情况紧急的急诊室里，无法进行更复杂的检查时，“超级透视仪”能够在最短时间内揭示心脏和血管的秘密，迅速提供关键信息，帮助医生判断病情。通过“超级透视仪”的镜头，医生可以清晰地看到主动脉根部及其分支的血流情况，就像是观察城市道路上的车流一样。同时，它还能发现主动脉根部是否扩张，以及夹层处主动脉管壁是否继续扩大等“城市道路上的安全隐患”。

不过，“超级透视仪”也有它的缺点。当患者的体型过于庞大，像是给它戴上了一副厚重的眼镜，使它难以看清胸主动脉这个“深巷”中的情况。或者，体内有气体干扰时，像是给它的镜头上蒙上了一层雾气，使画面变得模糊。这时候，医生可能就需要借助其他检查手段来辅助诊断。

二、主动脉夹层的“双重探头”——D- 二聚体和 C 反应蛋白（CRP）

为了及时发现主动脉这条“高速公路”的“暗道”问题，我们有非常聪明的“双重探头”，它们就是 D- 二聚体和 C 反应蛋白（CRP）（图 38）。

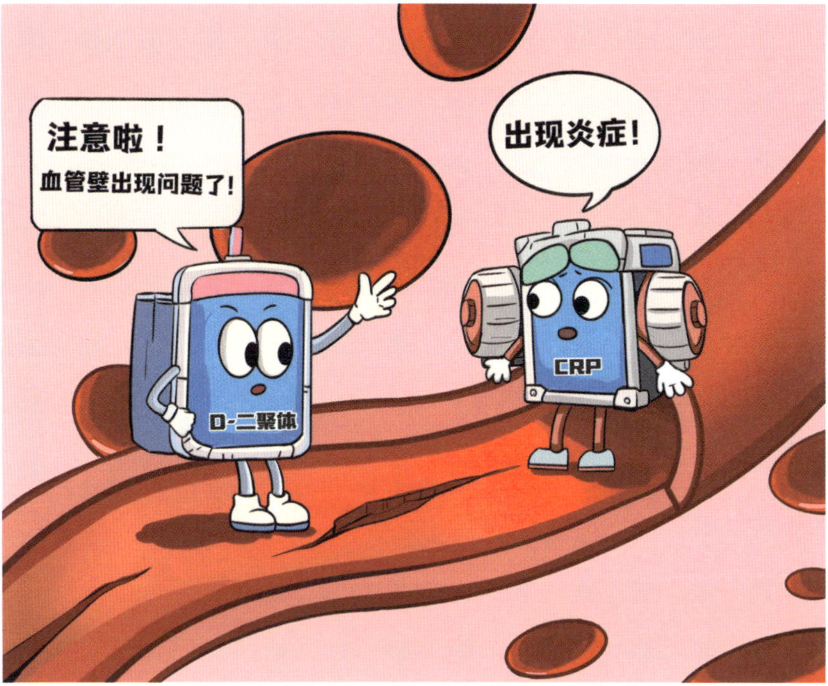

图 38

1. D- 二聚体：主动脉夹层的“警报器”

第一个“探头”——D- 二聚体，像是城市道路上的安全警报系统。当血管壁（就像道路的路面）被破坏时，D- 二聚体这个“警报器”就会被触发，释放出警告信号。对于主动脉夹层这个紧急情况，D- 二聚体的反应尤为迅速，它的数值会迅速增加，告诉我们："注意啦！血管壁出问题啦！"，尤其是当问题出在升主动脉（Stanford A 型主动脉夹层），这个警报声会更加响亮，因为这里的问题非常严重。如果检测到 D- 二聚体的数值不高，比如 <500 纳克 / 毫升，代表警报没有响，这有助于我们排除主动脉夹层的可能性，我们可以稍微松一口气，但是不能排除主动脉壁间血肿和主动脉穿透性溃疡等其他主动脉疾病的可能性。

2. C 反应蛋白（CRP）：主动脉夹层的"警示灯"

第二个"探头"——C 反应蛋白（CRP），像是城市道路上的另一个监控系统，专门监测是否有炎症发生。当身体某个部位发炎时，CRP 的数量就会上升，就像是红灯亮起，告诉我们："这里有问题，需要关注！"。在主动脉夹层发生后，由于血管壁的撕裂会引起身体的炎症反应，CRP 也会随之升高，就像是亮起了一盏警示灯，提醒我们可能发生了主动脉夹层。因此，CRP 也是我们诊断主动脉夹层的一个重要参考指标。

三、为诊断"添砖加瓦"：全面排查无遗漏

当医生面对一位胸痛且高度怀疑为主动脉夹层的患者时，还必须进行一系列详细的检查来鉴别诊断、评估脏器功能及手术风险，减少术前准备的时间。这些检查包括血液检查（血常规、血型、肝肾功能、血气分析、血糖、血脂、传染病筛查、心肌酶、肌红蛋白、凝血功能 5 项等），尿常规，床旁心电图等。

主动脉夹层的诊断需要多维度、多层次的检查手段，每种检查方法都有其独特的优势和局限性。在实际临床工作中，医生应根据患者的具体情况，合理选择检查方法，以最短时间明确诊断，为患者争取最佳治疗时机（图 39）。

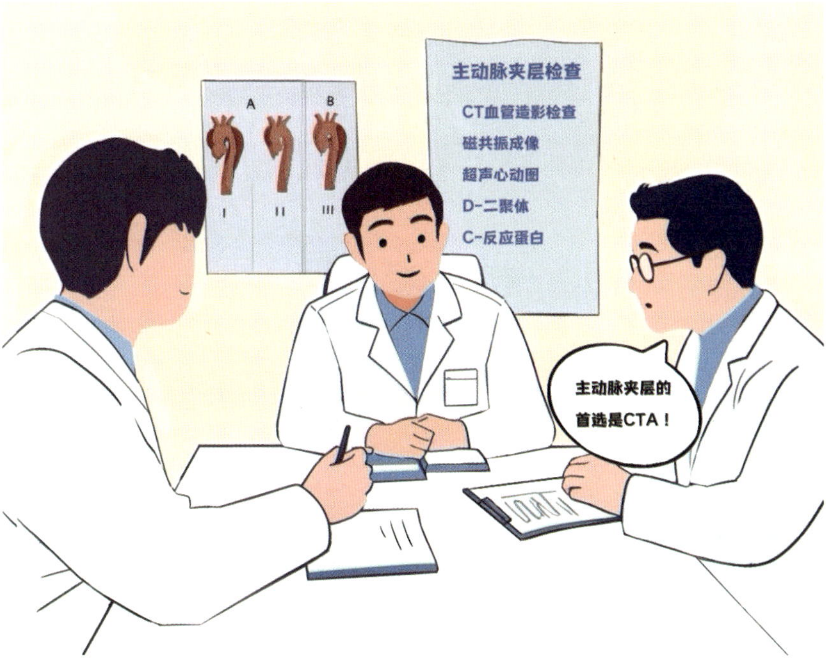

图 39

主动脉夹层作为心血管急症，其诊断过程涉及多学科协作和多项检查的合理选择。为了帮助大家更清晰、直观地理解如何诊断主动脉夹层这一过程，我们绘制了一张简明的流程图（40）。通过这张图表，可以一目了然地看到，从初步的病史采集、体征检查、心电图和实验室检查，到是否需要进行 CTA 或 MRI 等高级影像学检查，每一步都是确诊过程中不可或缺的环节。此外，该流程图还明确了在检查结果出来后，可以进一步区分主动脉夹层的类型。这种可视化工具能有效避免漏诊误诊，确保在黄金时间内完成“风险评估—检查选择—明确分型”的完整诊断链条，为后续治疗争取宝贵时间。

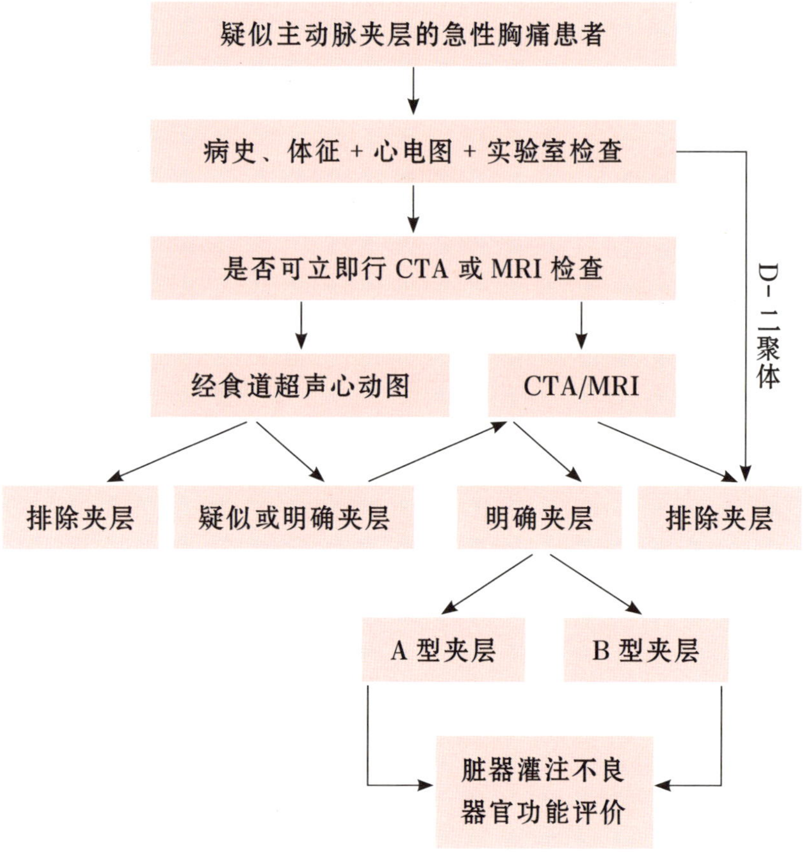

图 40

夹层诊断小口诀

夹层心梗两兄弟，症状混淆难分晓。

诊断首选 CTA，过敏就换磁共振。

超声心动寻线索，D- 二聚体助参考。

心电检查不可少，全面评估好决断。

PART 5 主动脉夹层的“治疗大作战”

在与主动脉夹层这个“隐形炸弹”的长期斗争中，人类展现出卓越的智慧，不断探索与创新，逐渐发展出了三种较为成熟的治疗策略：药物治疗、腔内修复术以及外科手术。在这三种方法中，药物治疗扮演着基石的角色，是腔内修复术和外科手术的基础（图 41）。

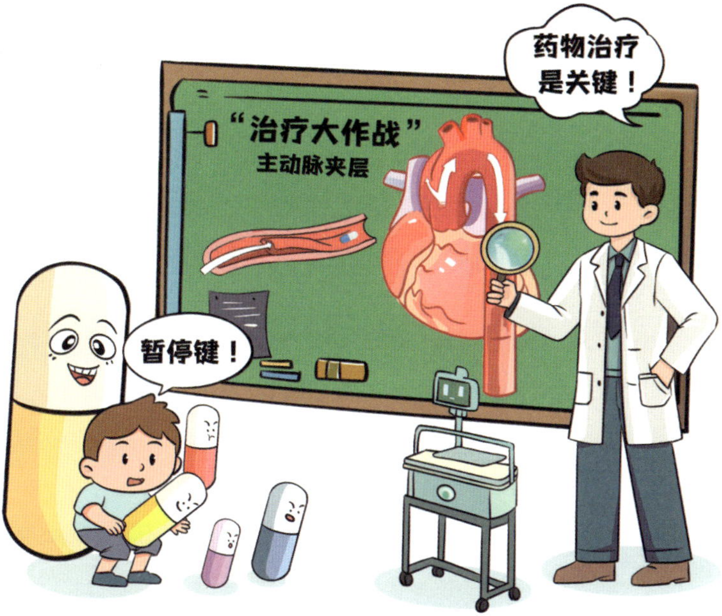

图 41

一、药物治疗：主动脉夹层的“暂停键”

为了稳住主动脉夹层这颗“隐形炸弹”，药物治疗是关键的应对措施，通过控制血压、降低心肌收缩力、止痛三连击，给主动脉夹层按下“暂停键”。药物治疗不仅是一种独立的治疗方法，也是进行腔内修复术和外科手术不可或缺的基础治疗方式。

控制血压：给血管“减压” 需要将收缩压稳定在100~120 mmHg的安全范围内，就像是给过度充气的气球放气。精准的血压调控既能维持器官供血，又能避免高压血流继续撕裂血管。

降低心肌收缩力：让心脏“慢下来” 心脏的跳动是有一定力度的，但如果力度过强，血流对主动脉壁的冲击会变大，对于主动脉夹层患者来说，会增加血管破裂的风险。通常很难直接判断心肌收缩力的具体强度，因此心率成为一个直观且重要的指标。当心率减缓至60~80次/分（每分钟减少10~15次/分），间接表明心肌的收缩力也在相应地变得更为温和。这样，血液对主动脉壁的冲击力就会变小，从而降低主动脉夹层破裂的危险。

缓解疼痛：切断疼痛链 撕裂般的剧痛会让身体进入应激的“战斗状态”，会导致血压心跳飙升。及时镇痛如同切断“疼痛—高压—疼痛”的恶性循环，为后续治疗争取时间。

1. 控制血压，降低心肌收缩力：主动脉夹层治疗的关键

在主动脉夹层的治疗中，控制血压和降低心肌收缩力是重中之重。这有助于显著降低主动脉壁的压力，防止夹层进一步扩展。为了实现这一目标，通常会应用到β受体阻断药、钙通道阻滞药、血管平滑肌扩张药这几类常用的降压药物。这些药物在医学上也被广泛用于治疗高血压、心脏病等疾病，维持人体的心血管健康。

● 家庭与公共场所的急救药箱：稳住血管危机

心脏减速剂 β受体阻断药和钙通道阻滞药。这两类药物如同精准的刹车系统，不仅可以降低心肌收缩力、减慢心率，又能温和降压，先为失控的心血管系统稳住阵脚。常见的β受体阻断药有美托洛尔（倍他乐克）、普萘洛尔；钙通道阻滞药有地尔硫卓等；以上三种是平常血压正常或者血

压轻度升高（收缩压在 140~160 mmHg 或舒张压在 90~100 mmHg）患者首选的药物。

血管平滑肌扩张药 代表药物是硝普钠和硝酸甘油。这类“强力降压药”效果立竿见影，是效果最好、最快的降压药物，但是单独使用可能适得其反。这类药物一是会反射性地引起心搏增强和主动脉壁的压力增加，会加剧主动脉壁的撕裂，严重情况下会导致主动脉壁破裂；二是主动脉本身有病变，扩张血管更易导致病变的主动脉破裂。因此，为了防止这种情况出现，要首选 β 受体阻断药和钙通道阻滞药的药物，若达到心率每分钟下降 10~15 次，血压还是很高（收缩压在 140~160 mmHg，或舒张压在 90~100 mmHg）的情况下，再使用扩血管药物，形成双重保险（图 42）。

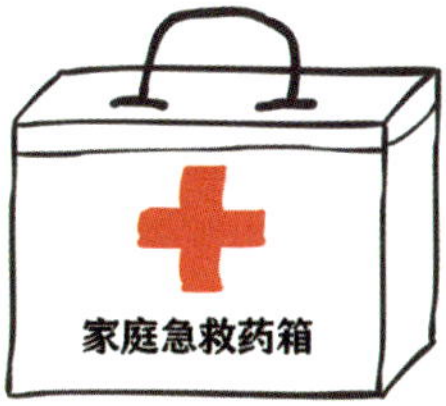

图 42

如果在家中或者公共场所怀疑自己发生主动脉夹层，且医疗急救尚未到达，可以考虑先服用 β 受体阻断药或者钙通道阻滞药来稳定心率和血压。在心率稳定在每分钟 60~80 次的情况下，如果血压仍然非常高，可以谨慎使用血管平滑肌扩张药。但请注意！这仅作为应急措施，务必尽快就医以获取专业治疗。

●急救室里的降压“三剑客”：守护血管的生死时速

进入医院后，急救室的医生们会立即启动“降压保命”方案。在这场生命保卫战中，上述三类特效药同样发挥着关键作用。但是医生们需要快速稳定血压，同时控制心脏搏动的力度，因此通常会通过静脉给药，以快速起效。

第一梯队：心脏“调速器”——β 受体阻断药 这类药物像精密的刹车系统，通过降低心肌收缩力度和心脏跳动速度，减轻血管壁承受的冲击力。急救最常用的有以下四位“刹车能手”。

普萘洛尔：经典静脉注射用药，能双管齐下控制心率和血压。使用时，通常需要通过静脉注射，缓慢进行。首次剂量不应超过 0.15 mg/kg。之后医生会根据患者的血压变化，每 4~6 小时给予 2~6 mg 的剂量，维持药物效果，直到心率被控制在每分钟 60~80 次。常见的不良反应包括乏力、嗜睡、头晕、失眠、恶心、腹胀、低血压、心动过缓等。

值得注意的是，普萘洛尔不仅具有降低心率的作用，还有很强的降压效果。对于部分患者，仅使用普萘洛尔就能维持满意的心率和血压。因此，有专家建议，在使用静脉用药方案时，可以先考虑使用普萘洛尔，待心率控制在理想范围内之后，再根据血压情况决定是否需要使用硝普钠。

美托洛尔：既可静脉注射快速起效，也能以口服形式维持治疗效果。就像汽车的两种驾驶模式，先急刹后缓行，特别适合需要长期管理血压的患者。当需要快速降低心率或血压时，医生可能会选择静脉注射美托洛尔。静脉用药初始剂量通常为 5 mg，应在 3~5 分钟内快速注入。如果需要，可以每隔 5 分钟重复给予相同的剂量，一般总量不超过 15 mg。在最后一次静脉给药 15 分钟后，可以开始口服美托洛尔的平片，剂量为 25~50 mg，每 6 小时一次，持续 48 小时。维持治疗时，可以采用口服缓释片，剂量为 50~100 mg，每日最大剂量可达 200 mg。常见的不良反应包括疲倦、头晕等，另有一些患者可能会出现心跳过慢、肢端发冷、心悸等症状。少数患者可能出现外周水肿、低血压。

艾司洛尔：被称为“急救闪电侠”，30 秒内就能发挥作用，但效果仅持续 10~30 分钟，专门应对突发危机。即刻控制剂量为 1 mg/kg，于 30 秒内静脉注射，继续予 0.15 mg/（kg · min）静脉滴注，最大维持量为 0.3 mg/（kg · min）。常见的不良反应包括低血压、恶心、头晕、嗜睡以及输液部位的炎症或硬结。少数情况下，可能会出现心脏停搏、躁动或头痛症状。

拉贝洛尔：双重降压能手，同时具有 α1 受体和非选择性 β 受体阻断作用，双重机制协同降压。它可以通过静脉推注或静脉泵入的方式使用。

首次静推 20 mg，接着 20~80 mg/ 次静推，或者从 2 mg/min 开始静注；使用时需要精确调整剂量，避免药效“超速行驶”。24 小时内总剂量不超过 300 mg，达到目标血压后改为口服。主要不良反应是低血压，且会在体内积累导致毒性反应，因此需要根据心率和血压随时调整剂量。

第二梯队：血管“减压阀”——钙通道阻滞药 对于无法耐受 β 受体阻断药的患者，钙通道阻滞药是一个很好的替代选择。通过减少钙离子内流，降低细胞内游离钙离子浓度，从而降低心肌收缩力，有助于减轻心脏负担，降低心肌耗氧量。同时还会扩张血管，降低血压。这类药物主要包括尼卡地平、维拉帕米、尼莫地平和地尔硫卓等。

其中“明星”药物尼卡地平就像精准的血压调节器，几乎适用于所有的高血压急症，也是国际国内临床指南中为控制主动脉夹层患者血压的一线推用药。静脉起始输注速度 5 mg/h，每 5 分钟递增 2.5 mg/h，直至血压达标，一般推荐最大剂量为 15 mg/h。在使用时，医生会根据患者的血压情况逐步增加剂量。在用药期间，医护人员需要密切监控患者的血压和心率，以防止出现心动过速或收缩压 / 舒张压下降过快或过低的情况。主要不良反应有足踝部水肿、头晕、头痛、面部潮红等。

但是，对于肝功能不全、肾功能不全或老年患者，使用尼卡地平时应谨慎，一般必须从低剂量开始。

第三梯队：强力“降压利器”——血管平滑肌扩张药 在治疗主动脉夹层时，血管平滑肌扩张药是降低血压最快速的药物，通过扩张血管来减轻主动脉壁的压力。常用的三种血管平滑肌扩张药包括硝普钠、硝酸甘油以及乌拉地尔。如前文所述，这类药物会反射性地引起心肌搏动增强和主动脉壁的压力增加，加剧主动脉壁的撕裂，严重情况下会导致主动脉壁破裂，甚至死亡。为了防止这种情况发生，必须在应用足量的 β 受体阻断药和钙通道阻滞药的前提下应用（使心率保持在 60~80 次 / 分的理想范围）。

<u>硝普钠</u>：是降压界的特种兵，能瞬间舒张全身血管，是一种强效且作

用快速的血管平滑肌扩张药。当患者的心率得到有效控制时，它会作为首选的静脉降压药物，能够迅速将收缩压降低到100~120 mmHg或更低，这对于预防夹层血肿的延伸至关重要。它的使用非常讲究，需要通过推注泵或输液泵精确地从静脉输入人体内，并且在输入过程中需要避光。初始剂量为0.5 μg/kg。根据治疗反应以每分钟0.5 μg/kg递增，之后逐渐调整剂量，常用剂量为每分钟按体重3 μg/kg，极量为每分钟按体重10 μg/kg。总量为按体重3.5 mg/kg。

硝普钠也有一些不良反应，如心动过缓、心动过速、皮疹、潮红、静脉条纹以及输液部位的刺激等。如果血压下降过快，患者可能会出现腹痛、忧虑、出汗、头晕、头痛等症状。

硝酸甘油：是一种快速，但短效的静脉扩张剂。开始剂量为5 μg/min，最好用输液泵恒速输入。可每3~5分钟增加5 μg/min，如在20 μg/min时无效可以10 μg/min递增，之后可每次增加20 μg/min。患者对此药的个体差异较大，静脉滴注无固定适合剂量，应根据个体的血压、心率和其他血流动力学参数来调整用量。如需停用应缓慢减量。硝酸甘油的降压效果相对较弱，在实际应用中，常与尼莫地平（一种钙通道阻滞药）联合使用，以增强降压效果，尼莫地平的剂量通常为0.5~1.5 mL/小时。

乌拉地尔：是一种α1受体阻断药，是血管扩张的常用静脉制剂，具有外周及中枢双重降压作用。它是一种智能型降压药，能根据身体需求调节作用强度。使用时需要分阶段给药，先“突击”后“维持”。初始时，缓慢静脉泵入25 mg，若无明显降压效果可在2分钟内重复给予25 mg，总量可达100 mg。待基础舒张压降低20%和/或舒张压<100 mmHg后，使用输液泵维持治疗。为达到目标血压，初始输入速度可达2 mg/min（30 mL/h）；血压达标后维持给药速度为5~60 mg/h（1.25~15 mL/h），输入速度根据患者的血压进行调整。乌拉地尔的主要不良反应也是低血压，同样需要根据血压情况随时调整静脉泵速度（图43）。

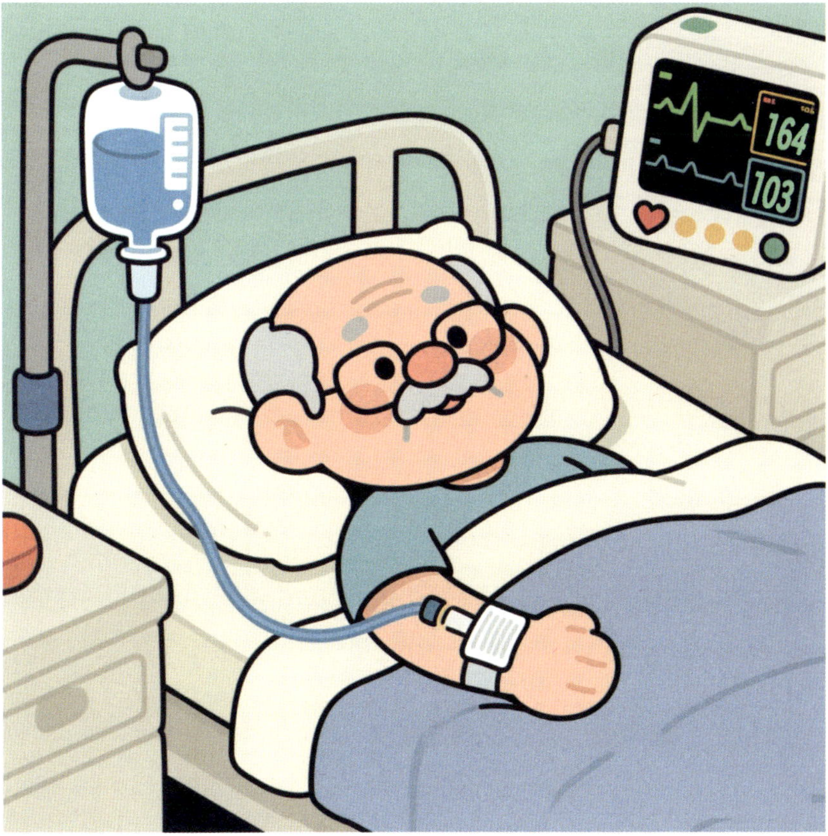

图 43

通过以上介绍，我们可以了解到，在治疗血管突发事件时，这些药物使用时都应遵循黄金法则：先降低心肌收缩力再降低血压。就像先加固堤坝再泄洪，避免血压骤降引发灾难性后果。医护人员会根据实时监测数据，像飞行员操控精密仪表般调整用药方案。

特别提醒！所有静脉降压药都需专业医疗团队操作，切不可自行使用！

2. 镇痛、镇静药物

当主动脉夹层引发的剧痛如闪电般袭来时，不仅会使血压升高，还会增加心脏负担。急救团队在对抗血管危机的同时，还要巧妙运用两类特殊药物来帮助患者缓解疼痛，确保治疗的有效性并提升患者的舒适度。这两类特殊药物就是镇痛药物和镇静药物。如果患者存在持续疼痛，医生会及时使用强效镇痛药（如吗啡、哌替啶）来缓解不适；如果患者没有明显疼痛，却表现出焦虑烦躁，医生则会选择镇静类药物（如咪达唑仑、右美托咪定），这类药物就像情绪稳定剂，帮助患者平复心情，以更放松的状态迎接手术。

● **镇痛药物：精准打击的“止痛先锋”**

吗啡 是一种常用于缓解严重疼痛的药物，一般通过皮下注射或静脉注射的方式给药。一般情况下，皮下注射每次的用量在 5~15 mg，一天总量不能超过 40 mg；静脉注射每次的用量在 5~10 mg。但需要注意的是，吗啡连续使用 3~5 天后可能会产生耐药性，而超过一周以上可能成瘾，因此使用时必须小心谨慎。此外，吗啡还可能引起恶心、呕吐、呼吸抑制、嗜睡等不良反应。

哌替啶 也叫杜冷丁，是一种用来减轻中度至重度疼痛的药物，可以通过皮下注射、肌内注射或者静脉注射给药。对于皮下或肌内注射，一般每次用量为 25~100 mg，一天内的总量不应超过 400 mg；如果选择静脉注射，则需要根据患者的体重来精准计算。哌替啶可能引起眩晕、出汗、口干等不良反应，过量使用还可能导致瞳孔散大、惊厥等严重反应。

● **镇静药物：情绪稳定师**

咪达唑仑 是一种用于帮助患者放松和保持镇静的药物。常用于 60 岁以下、身体状况良好的成人患者。术前 1 小时通过肌肉注射适量的咪达唑仑（大约 5 mg），可以让患者保持平静。但对于慢性阻塞性肺病患者、高风险手术患者、60 岁以上的老人以及同时使用麻醉剂或其他中枢神经系统抑制剂的患者，咪达唑仑的剂量需要根据个体情况调整，并适当减少。

如果需要将咪达唑仑持续滴注，通常会选择用生理盐水（0.9% 的氯化钠溶液）或 5% 葡萄糖溶液将其稀释至 0.5 mg/mL。对于成年人来说，如果希望快速达到镇静效果，剂量通常会按照每千克体重 0.01~ 0.05 mg 来计算（对于体重正常的成年人，这个剂量大约是 0.5~ 4 mg），每隔 10~15 分钟重复给药直至达到充分镇静。

不过，咪达唑仑的常见不良反应有低血压、谵妄、幻觉、心悸、皮疹、过度换气，少见不良反应有视物模糊、头痛、头晕、手脚无力、麻刺感。此外，还有心率加快、血栓性静脉炎、皮肤红肿、呼吸抑制等。

右美托咪定　通过静脉滴注的方式来使用。在开始滴注前，需要将药物稀释到一定的浓度（4 μg/mL），并给予一定的起始剂量（1 μg/kg）。静脉滴注 10 分钟后，以一定的速率持续滴注 0.2~0.7 μg/（kg・h），以维持所需的镇静水平。

对于肝肾功能不全者或 65 岁以上的患者，右美托咪定的剂量需要适当减少，建议为 0.5 μg/kg，并且滴注时间应在 10 分钟以上。右美托咪定也可能带来一些不良反应，如低血压、心跳过慢和口干。其他不良反应还包括有高血压（包括一过性高血压）、心房颤动、恶心、呕吐、发热、血容量减少以及呼吸受到抑制等。

在主动脉夹层急救中，医生会根据患者情况使用镇痛药（如吗啡、哌替啶）缓解剧痛，或用镇静药（如咪达唑仑、右美托咪定）安抚焦虑情绪。这些药物虽能有效帮助患者，但都有严格使用规范和潜在不良反应。吗啡和哌替啶长期使用可能成瘾或引发其他问题；咪达唑仑和右美托咪定可能导致低血压、呼吸抑制等。因此，这些药物必须在专业医生的指导下使用，切勿自行用药，以免带来严重风险。

3. 低血压：主动脉夹层患者的潜在危机

在主动脉夹层患者中，有时会出现严重的低血压（图 44），这可能是由于心包压塞（心脏周围积液压迫心脏）或主动脉破裂引起的。这种情况下，

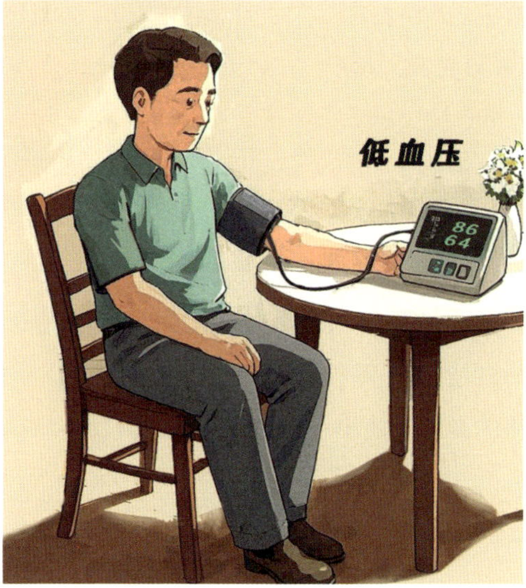

图 44

医生需要迅速采取行动，来稳定患者的状况，如通过输液来增加血容量或处理心包压塞。

● 假性低血压：一个不容忽视的假象

如果主动脉夹层影响到了某些肢体动脉，那么测量血压时可能会得到一个比实际低的读数，即假性低血压。因此，在治疗之前，医生需要非常小心地排除这种可能性。

● 增加血容量与升压双管齐下

对于术前出现低血压的患者，医生通常会通过输液和使用血管活性药物，帮助提高组织和器官的血液供应。如果患者的组织器官血液供应不足，医生在确保安全的前提下，可以考虑使用升压药来提升血压和灌注量。

液体扩容 首选的是乳酸林格液，这是一种常用的输液溶液。除非患者出现低血压或休克，否则通常不需要大量输液，关键是要保持收缩压在 90 mmHg 以上。

升压药物 对于持续低血压且对输液无反应的患者，医生会使用缩血管药物，首选的是去甲肾上腺素。该药开始以每分钟 16~24 μg 的速度静脉输注，并根据患者的反应调整剂量。在输注期间，每 2 分钟监测一次血压，直至达到预期的血流动力学效果，然后在输注期间每 5 分钟监测一次血压。平均维持剂量为每分钟 48 μg。但需要注意的是，去甲肾上腺素外漏可能会引起局部组织坏死，同时可能出现不安、头痛、心悸、寒战等不良反应。

药物黑名单：多巴胺、多巴酚丁胺、肾上腺素等药物易导致心动过速，可能会加重病情，因此应避免使用这类药物。

特殊情况：如果有贫血或凝血功能异常的情况，医生会及时补充相应的血制品，如红细胞或凝血因子，以帮助改善病情。

二、腔内隔绝术：用高科技给“炸弹”穿上“防爆内衬”

在主动脉夹层这个医学战场上，美国胸外科协会大力推崇的胸主动脉腔内修复术（又叫腔内隔绝术），该修复术用到最核心的材料——支架血管，我们也可以叫它“防爆内衬”。它常用于对付那些危险的可控型炸弹（复杂B型主动脉夹层），特别是埋藏在左锁骨下动脉以下、胸降主动脉及其更远端的“炸弹”，最好是在“炸弹”刚刚“嘀嗒作响”（超急性期、急性期、亚急性期）之时，就能够敏锐地捕捉到危险信号、及时发现，并迅速采取科学有效的“防爆”措施（图45）！

1. 血管“防爆内衬”修补术：给撕裂的主动脉穿上防护罩

胸主动脉腔内修复术就像是给破旧的内衣内侧套上一层更加特殊、结实的“防爆内衬”，这个“防爆内衬”就是支架血管。这层“防爆内衬”不仅会紧紧地贴在血管内壁上，最关键的是能够遮住主动脉夹层原发破口，阻碍血流通过这一破口继续进入被撕开的“暗道”（假腔），原发破口堵住了，血液进不去，“暗道”会变成一个没有入口的盲腔，压力就降下来了。“暗道”内的血液也不再流动，逐渐凝固成血块，就像水泥一样凝固，同时正常血流通道（真腔）也会因支架扩张而恢复，帮助主动脉自愈和重塑。这件“防爆内衬”既能提供强大的横、纵向机械支撑力，又能有效隔绝血流对病变血管壁的猛烈冲击（图46）。

2. 给血管穿“防爆内衬”：医生如何巧妙地修复血管

那么医生怎么给患者的血管穿上这件“防爆内衬”呢？胸主动脉腔内

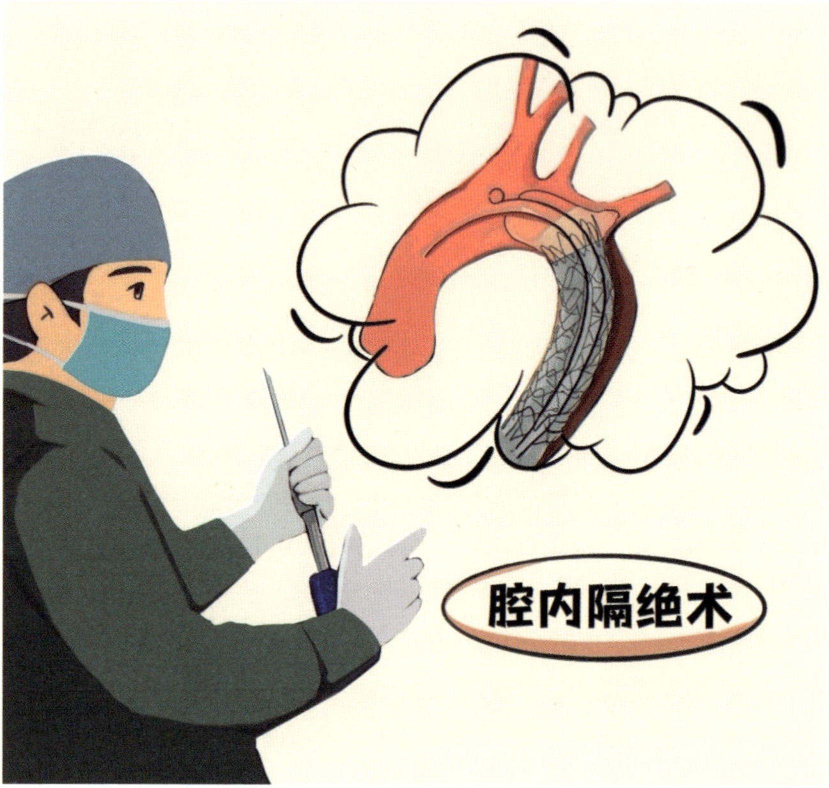

图 45

修复术这个“防爆”战术操作起来可不简单。医生们需要在影像学引导下将收缩的支架从外周血管（如股动脉）塞进去，一路送到主动脉内部的“裂缝口”附近，到达目标位置后，它会像雨伞一样撑开，牢牢堵住“裂缝口”，就像给原本破掉的“内衣”内侧再穿上一层厚厚的“防爆内衬”，可以瞬间恢复血管的畅通无阻（图 47）。

3.“防爆内衬”成功的秘诀：关键要点

这个“防爆”战术可不是随便就能成功的，它有几个关键要求：一是支架一定要“撑住”，不能轻易被血流“冲走”；二是支架需要与血管壁

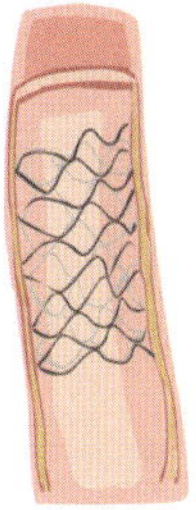

图 46

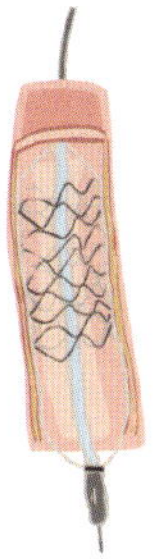

图 47

尤其是“裂缝口”紧密贴合，不能留一点点缝隙；三是有足够的空间给支架“打地基”（固定区、锚定区），这是更为重要的一点。如果“打地基”的空间不够，可能会导致“防爆内衬”遮盖不全“裂缝口”，假腔里还有血流，医学上称为“内漏”，一旦有这种情况，说明战术没有成功。

值得注意的是，这个高科技“防爆内衬”并不适合所有患者，严禁应用于主动脉壁异常（如马方综合征）的患者，主要是因为该类患者血管壁本身很薄，且比较脆弱，一方面支架血管植入过程可能会损伤到主动脉壁；另一方面主动脉壁除了要承受血压还要承受支架血管的横向、纵向压力；以上的两种情况都会导致主动脉夹层快速扩张，进一步加重病情。

目前支架血管技术也不建议应用于升主动脉夹层，主要原因是升主动脉直接接受来自心脏的血流，强劲的血流冲击力会导致支架与血管壁无法稳固结合，甚至会被冲开，就像在狂风暴雨里放一个小帐篷，很容易被吹倒、吹跑。所以，对于升主动脉夹层，目前不建议使用这种方法。

4. 腔内修复术的技术突破：原发破口与分支血管的平衡

在实际情况中，主动脉夹层的原发破口很多都靠近主动脉的重要分支血管。为了有效修复这个位置的原发破口，需要有足够的固定区（锚定区）来确保支架血管的稳固性，如果直接放置，会遮住这些重要的分支血管，导致血流被阻断。为了解决这一难题，医生们发明了一系列“绝技”，如开窗技术、烟囱支架技术、分支支架及去分支支架技术。这些“绝技”既保证了支架血管有足够的固定区，也维护了关键分支血管的正常血液流通，这就好比在高速公路的交叉口附近施工，既要加固路面，又不能阻断来往匝道的车流（图 48）。

● 开窗支架技术

开窗支架技术是一种非常巧妙的血管治疗技术。医生们会在主动脉支架上“开一扇窗”，让重要分支的血流能够顺畅通过。这项技术经常应用

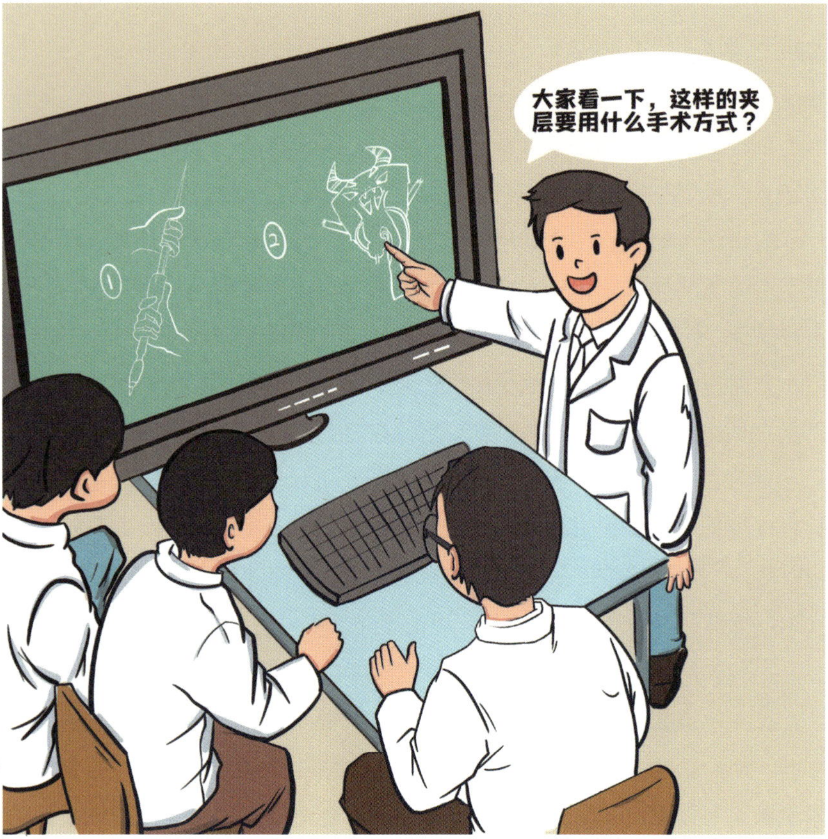

图 48

于降主动脉支架植入时，确保肾动脉或腹腔干等重要血管的血流不受影响。并且也适用于升主动脉病变和弓部小弯处的动脉瘤治疗。开窗支架技术分为体外预开窗和原位开窗两种（图 49）。

体外预开窗：预制天窗 在支架放入体内前，医生会根据影像学检测结果，预先在覆膜支架上开好窗口。这需要对患者的血管解剖结构有深入的了解，因此并不适用于急性主动脉夹层等起病急、发病快的情况。

原位开窗：现场开窗 原位开窗是将支架放入体内后再进行开窗操作，可使用激光、穿刺针、射频等技术。虽然这种方法要求医生在手术中精准定位和操作，但对于那些需要紧急处理的复杂型主动脉夹层患者来说，原位开窗支架技术无疑是一个很好的选择。

● 烟囱支架技术

医生们会在主动脉的重要分支处平行植入一个支架，就像是立起一根“烟囱”，从而保留这个分支的血流供应。这种技术特别适用于那些病变复杂、缺乏合适锚定区域的情况，或者是在手术中意外覆盖了分支动脉时的临时挽救措施（图 50）。

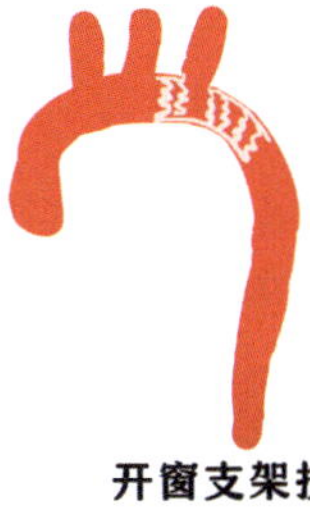

图 49

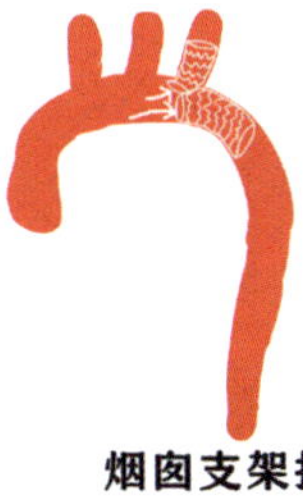

图 50

● 分支支架技术

分支支架技术则更加“一站式”。它使用特制的分支支架，可以同时覆盖主动脉血管病变和植入主动脉分支血管，既治愈了血管病变，又重建了分支血管的血供。这种技术主要分为单分支支架和双分支型支架两种（图 51）。

单分支支架　其一体化构造与人体大血管的生理解剖特征更加契合，操作简单，内漏发生率和远期移位率更低。其中的 Castor 单分支支架更是有望成为治疗 B 型主动脉夹层血管内修复的重要选择。

双分支支架　设置有两个分支，能够更好地重建血流路径，减少手术

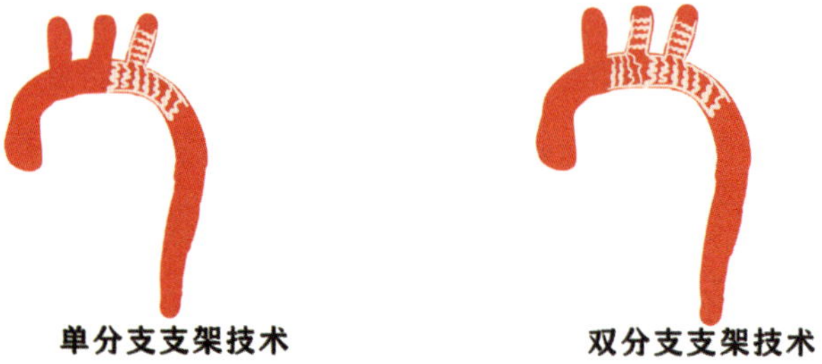

图 51

并发症的风险。尤其适用于复杂的主动脉夹层病例。

● 去分支支架技术

去分支支架技术主要用于修复主动脉弓部病变，它结合了开放手术和腔内修复术的优点。通过“架桥”重建通往弓部分支血管血流的路径，然后，通过腔内修复术处理主动脉弓病变段，同时也要遮住弓部分支的开口。这就像是在修理自来水管的主干道，巧妙地从旁边接了一条新的管道，确保重要分支的供水不受影响。这种方法在减少手术创伤、修复主动脉结构、改善心功能方面有着显著的效果。但是，它也存在内漏、声音嘶哑等并发症的风险。因此，在选择去分支手术时，医生需要对患者进行充分的术前评估，确保手术的成功率和安全性（图 52）。

总之，这些支架血管技术各有千秋，它们为血管外科疾病的治疗提供了更多的选择和可能。但是，每种技术都有其适应证和禁忌证，患者在选择时需要充分了解自己的病情和手术风险，与医生进行充分的沟通和讨论。

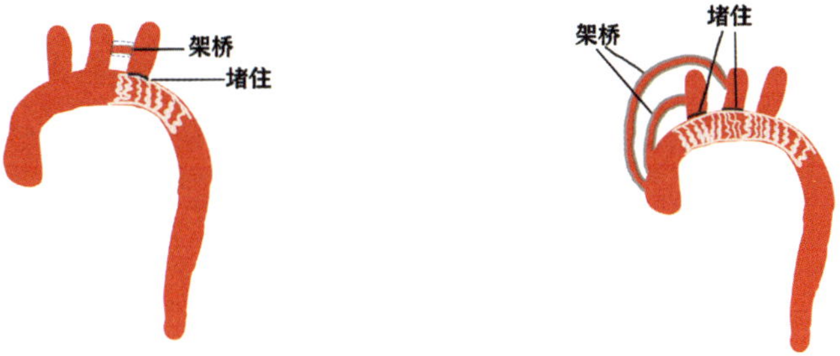

图 52

三、外科手术：一场惊心动魄的“拆弹工程”

外科手术也可以专门用来拆除主动脉夹层这颗“隐形炸弹”，特别是对被“高危型炸弹”（Stanford A 型主动脉夹层）埋伏的患者来说，它更是当之无愧的“救星”。这类夹层会累及升主动脉，而升主动脉如同一条承受高压的“输送管道”，血流对其冲击力极大，夹层破裂风险极高，再加上支架血管难以有效封堵此部位的原发破口，外科手术便成为唯一的“拆弹方案”。除此之外，对于一些复杂的“可控型炸弹”（Stanford B 型主动脉夹层），外科手术也是不可或缺的“杀手锏”（图 53）。前面提及的腔内隔绝术是治疗这种夹层的常用方法，但它并非万能，其使用的支架血管不仅会给原本脆弱的血管壁施加额外的压力，而且对安置条件有着严苛的要求，包括原发破口周边健康血管的面积是否足够、是否有分支血管挡道等。稍有不慎就可能引发血管“漏水”（内漏）、支架“离家出走”（脱落）和夹层新发破口形成的危机。因此，在面临给支架血管固定的区域（锚定区）严重不足，或血管壁有先天缺陷（如马方综合征）等情况时，外科手术无疑是更安全、更有效的治疗选择。

不过，这项“拆弹工程”可不简单，堪称一场生死时速的挑战。手术过程中，患者整个身体需要进入“飞行模式”（心脏停搏、血液断流），

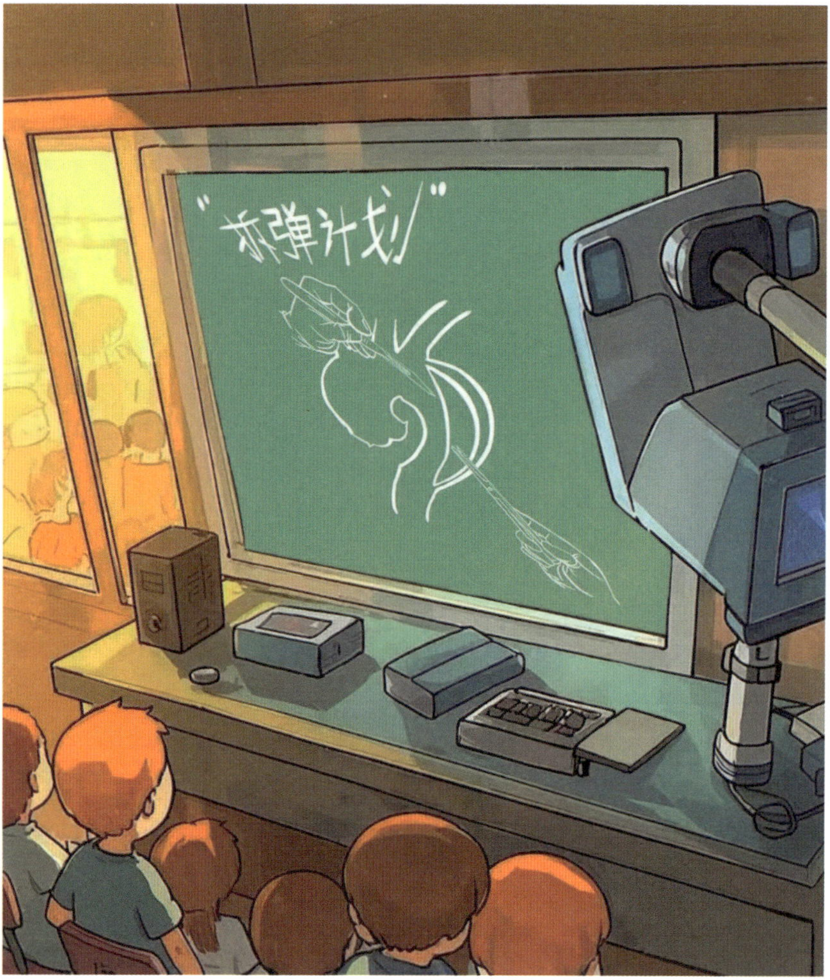

图 53

全靠体外循环这个“临时心肺”来维持全身血液循环和氧气供应，心脏与肺脏的暂时“停工”为“拆弹专家”提供了一个相对清晰的“拆弹视野”。但主动脉夹层手术实在过于复杂，光靠体外循环远远不够。于是，聪明的“拆弹大师”发明了深低温停循环技术，将患者的体温降到极低（12 ~18 ℃），就像把身体“冷冻保鲜”一样，这样就可以在短时间内停止全身的血液流动，从而创造出一个完全无血、绝对清晰的“拆弹”环境，大大降低了手术风险。然而，“临时心肺”和“冷冻保鲜”技术也给“拆弹工程”带来了巨大的挑战。“拆弹专家”需要在这种“停水停电”的极端条件下作业，精准定位到夹层原发破口的位置，小心翼翼地切除病变的主动脉段，再用一根特制的人工血管进行替换。随后，还得像“裁缝”一样，把人工血管与患者残余的主动脉进行“无缝对接”，既要缝得结实牢固，又不能损伤脆弱的血管壁，这活简直精细得像在豆腐上绣花，一不小心就可能导致术后出血和其他严重并发症。

值得注意的是，在这场生死时速的“拆弹工程”正式启动之前，“拆弹专家”还需要根据主动脉夹层的“暗道”涉及的范围见招拆招。主动脉夹层犹如一张在大血管中肆意蔓延的“暗道网络”，经常波及多个主动脉段，最危险的情况莫过于累及升主动脉——这段血管紧临心脏，承受的压力最大，破裂的风险也最高。在这种紧急情况下，单纯替换升主动脉往往成为“拆弹专家”的首要“应急方案”。然而，这种相对低风险的“救命手术”虽能暂时化解危机，却很可能会留下残余夹层的隐患，即留在体内还有夹层累及的自身主动脉，这些残余夹层会在体内继续恶化、不断扩张。面对这一棘手问题，“拆弹专家”必须综合考虑技术条件、团队经验以及患者的具体情况谨慎出招，比如根部是该彻底替换还是局部修复重建？弓部是否需要同步进行改造？更远端的降部夹层是该即刻清除还是持续观察？这些问题就像一道道复杂的“拆弹选择题”，没有标准答案，每个“拆弹团队”都有自己的“破解之道”。但万变不离其宗，核心原则是在确保“救命”的前提下，兼顾到近期和远期效果，既要解决眼前危机，又要为患者的长期健康铺路（图 54）。

虽然这场“拆弹工程”的风险系数爆表，但正是因为“拆弹专家”的精湛技艺和无畏勇气，给无数急性主动脉夹层患者送上了一张张“生命之

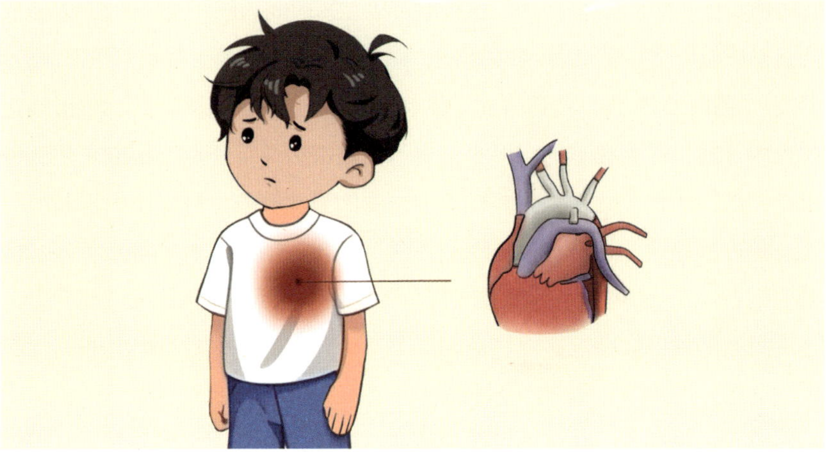

图 54

票”，让他们能够在最短的时间内脱离危险。那么，什么时候需要启动外科手术这一“拆弹工程”，以及“拆弹专家”是如何选择和施展他们的精湛技艺的呢？

1. 手术时机：把握最佳“拆弹”时刻

● 急诊手术：紧急“拆弹”，刻不容缓

有一些主动脉夹层患者的“隐形炸弹”即将爆炸，尤其是拥有“高危型炸弹”（Stanford A 型主动脉夹层）的患者，危险迫在眉睫。急诊手术就像是紧急的“拆弹工程”，分秒必争！医生们是训练有素的“拆弹专家”，需要迅速而准确地找到“隐形炸弹”位置后，果断出手，防止主动脉“爆炸”，及时挽救生命。

● 限期手术：稳住“炸弹”，精心策划

并不是所有主动脉夹层患者都需要进行紧迫的“拆弹工程”。对于那些爆炸风险相对较小、可以通过药物暂时控制病情的患者，如亚急性或慢性近端主动脉夹层患者，“拆弹专家”通常采取更加稳妥的“计划行动”——限期手术治疗，这种治疗方式可以给主动脉夹层患者和“拆弹团队”更多

的时间准备，降低“拆弹行动”的风险。

2. 手术范围：精准拆除“隐形炸弹”

急性主动脉夹层的“暗道”通常扩张到多个主动脉段，在动手拆除之前，“拆弹专家”需要在错综复杂的血管网络中找出原发破口的位置、数量，还要摸清“暗道”波及的范围，确定是哪些重要的分支血管被牵连其中。只有把这些关键信息都搞清楚，才能制定出最合适的手术方案，确保“拆弹工程”更加安全可靠。

● 主动脉根部重建手术：修复心脏的“出口闸”

主动脉根部是血液离开心脏后的首个必经之地，就像是心脏的“出口闸”，虽然这个部位很少出现原发破口，但经常会被夹层的“暗道”逆行累及，因此在手术中常常需要进行重点处理。值得注意的是，主动脉根部这一“出口闸”不仅指挥着血液流向全身各地，还要守护着关键的血流“闸门”——瓣膜，以及为心脏输送血液与养分的“公路”——冠状动脉。所以，“拆弹专家”在手术前必须确保“闸门”牢牢关闭和“公路”畅通无阻。

在进行主动脉根部“暗道”的处理时，“拆弹专家”通常会通过主动脉根部重建手术为心脏重新打造一个坚固的“出口闸”。但别以为这只是简单地换个“出口闸”那么简单哦！主动脉根部内部结构复杂得像一座迷宫，“暗道”甚至可能悄悄地涉及冠状动脉、主动脉瓣和主动脉窦等多个重要部件。因此，“拆弹专家”需要根据患者的具体情况，精心设计和制定个性化的手术方案，确保心脏的“出口闸”重新高效运转！具体手术方案详见表 1。

● 升主动脉替换术：修复血液的强力“输送管道”

升主动脉是从心脏出发的第一段血管，它扮演着双重角色，既是个“接待员”，承受着来自心脏泵出的血液洪流，又是个“快递员”，要迅速地把血液输送到主动脉弓，就像一根血液的强力“输送管道”。当它遭遇 Stanford A 型主动脉夹层的袭击时，“隐形炸弹”的“爆炸”风险最高，此

表1 主动脉根部手术重建方案

手术方式	适用情况	特点
主动脉窦成形＋主动脉瓣交界悬吊术	病变累及主动脉窦部，主动脉瓣功能尚可	通过成形术和悬吊术恢复主动脉窦形态，增强瓣膜功能，避免进一步恶化
保留瓣膜的主动脉根部置换术（David 手术）	病变累及主动脉窦部、窦管交界、右冠状动脉和主动脉瓣，希望保留自身瓣膜	替换主动脉根部的同时保留原生瓣膜，减少长期抗凝药物的需求
主动脉根部人工血管和瓣膜替换术（Bentall 手术）	主动脉根部修复难度较大，主动脉瓣严重受损，常见于 Stanford A 型主动脉夹层、主动脉根部瘤、Marfan 综合征等	同时替换主动脉根部和瓣膜，彻底消除隐患，但是该术有较为严重的出血问题（福建医科大学附属协和医院心外科团队特研制出一种带有“裙边”的人工血管植入主动脉根部并进行二次缝合，该技术为 Bentall 手术提供牢固的“防水垫”，有效解决该术的出血问题）
主动脉窦成形	主动脉窦部轻度至中度扩张	通过成形术改善主动脉窦形态，适用于轻度至中度病变
主动脉瓣成形	主动脉瓣轻度受损	通过成形术修复瓣膜功能，避免更换整个瓣膜

时“拆弹专家”必须马上行动，他们很可能会选择既能快速救命又相对安全的“拆弹工程”——单纯升主动脉替换术，这种手术就像是做一次关键的局部修复重建，用人工血管替换掉病变的升主动脉这一段，而保留其他部位的主动脉在体内（可能也被夹层累及）。不过，这种局部抢修也有局

限性，在“拆弹”过程中，人工血管常需要与已经有“暗道”的自身主动脉相吻合，而有“暗道”的主动脉血管壁本就很脆弱，术后出血成为一个棘手的问题。此外，由于该手术仅仅只进行升主动脉的替换，就像是只拆了一半的“炸弹”，常留下残余夹层这个隐患，随着时间的推移，残余夹层可能会逐渐扩大，远期效果往往不尽如人意。因此，虽然单纯升主动脉替换术在紧急情况下能救命，但它并不是一劳永逸的解决方案（图 55）。

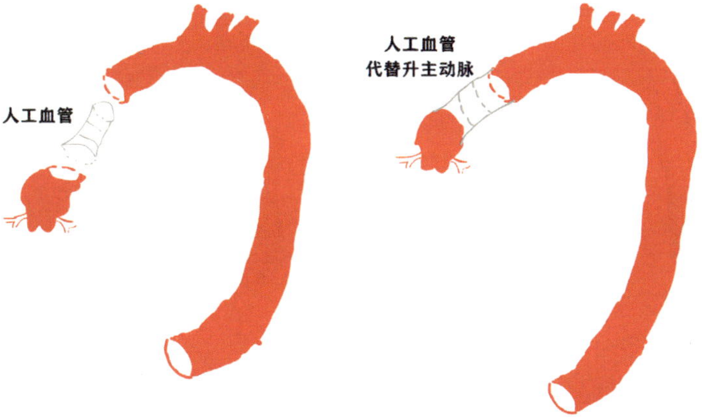

图 55

● 主动脉弓部重建手术：修复血管的“分流装置”

主动脉弓部是一个至关重要的血管“分流装置”，当这个“分流装置”遭遇到 Stanford A 型主动脉夹层的埋伏时，陷入“爆炸”危机的风险很高，会威胁到全身供血的动态平衡。面对这样的紧急情况，全球各地的“拆弹专家”可都有自己的“拆弹秘籍”。

在西方，他们更倾向于选择前文介绍的相对保守的“快捷拆弹法”——单纯升主动脉置换手术（Mille 手术）来解决燃眉之急。这种手术策略着重于快速解决危及生命的升主动脉夹层问题，更像是一场急性主动脉夹层的“临时抢修”，而非“彻底重建”，因为累及主动脉弓部的病变常采取保守

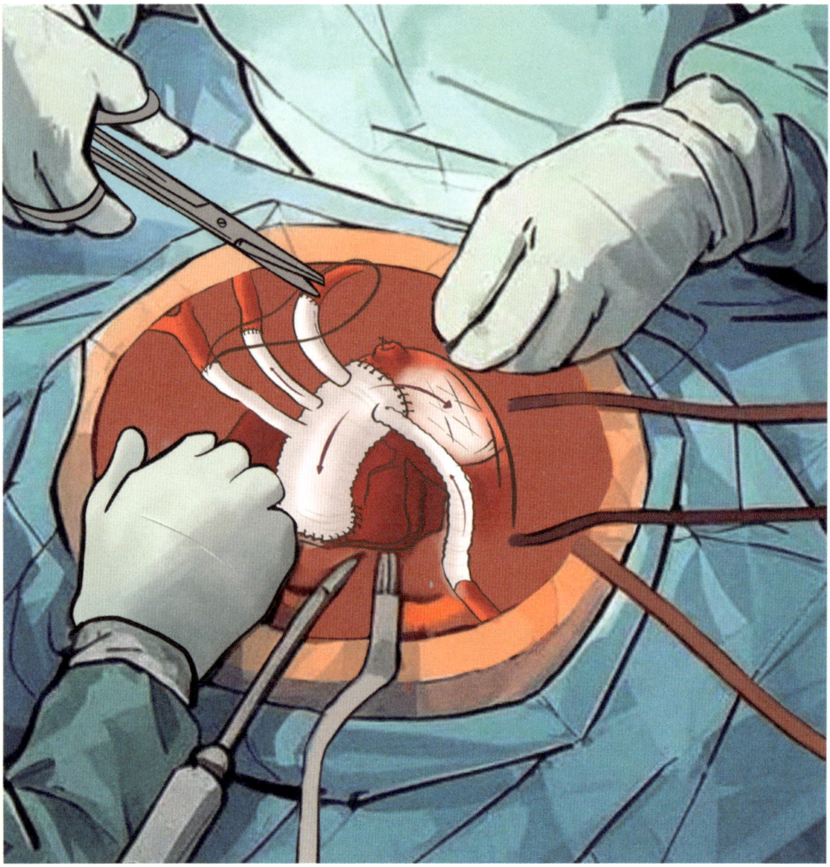

图 56

处理，所以常会留下弓部夹层复发的隐患，极可能导致“炸弹”再次被引爆。

在我国，由于主动脉夹层患者人群相对更年轻，预期寿命更长，对手术风险的承受能力也更高，加上国人对再次手术的心理接受度较低，因此我国的“拆弹专家”更倾向于选择一种把弓部“炸弹”也进行拆除的手术方案——升主动脉合并弓部的手术来提升远期效果、降低再次手术风险。但值得注意的是，该术式的手术时间较长、难度较大、风险较高，所以我国的“拆弹专家”会结合患者的实际情况进行手术方案的选择，目前普遍推荐以下主要的“救命绝技”（图 56）。

主动脉弓部分替换术 针对 S 型病变（夹层累及主动脉弓的一部分，但未扩展到整个弓部）的“精准打击”：采用深低温停循环技术，即让人体“冷冻保鲜”，继而选择性替换掉被夹层累及的主动脉弓部分，最大程度地保留其他正常的结构。

全主动脉弓替换加支架象鼻手术 针对 C 型病变（夹层累及整个主动脉弓，并可能延伸到降主动脉）的“全面出击”：全主动脉弓替换加象鼻支架手术，是近年来对付复杂型 Stanford A 型主动脉夹层的标准“武器”。这种手术不仅简化了操作流程，还扩大了病变的修复范围，显著提高了治疗效果（图 57）。

具体来说，“拆弹专家”会替换掉整个主动脉弓，并在降主动脉内放置一种神奇的支架血管。这种支架血管在放入降主动脉时，形状酷似大象的鼻子，因此被人们形象地称为“象鼻支架”。在扩张状态下，象鼻支架宛如一根稳固的中空“支撑柱”，在确保血液在中空管腔里顺畅流通的同时，还能有效封堵住远端主动脉“暗道”的原发破口，有时候甚至可以一口气覆盖住整段“暗道”，将原本高压的“暗道”转变为一个“盲腔”，更厉害的是，它的作用范围甚至可以延伸至更远端的“暗道”，进一步扩大血

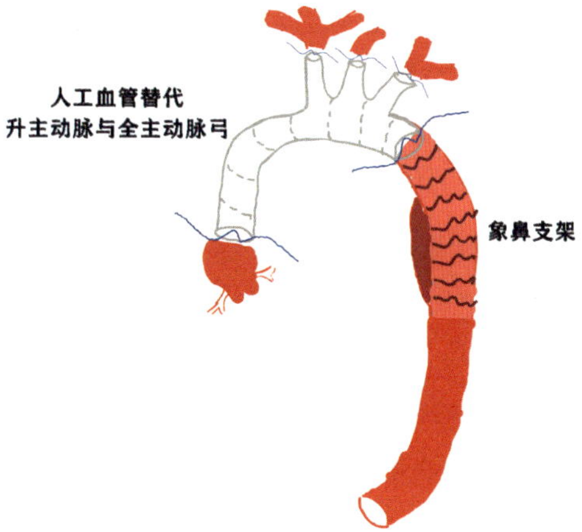

图 57

液可正常流通的主动脉管腔直径，帮助“暗道”逐渐闭合自愈。不仅如此，象鼻支架还能通过横向支撑力，帮助有“暗道”的主动脉壁重新紧密贴合（在有“暗道”的主动脉段中，主动脉壁的内膜与中膜处于撕裂分离状态），减少术中吻合口出血的风险。更妙的是，象鼻支架的外层是由柔韧的人工血管构成，这为再次手术提供了一个现成的“操作平台”，“拆弹专家”可以避开那些因为初次手术而变得“黏糊糊”的缝合区域，直接在这个“操作平台”上进行任意的阻断和缝合，不仅简化了手术步骤，还进一步降低了出血风险。象鼻支架技术是“拆弹专家”手中的一把“多功能利器”，在处理复杂的主动脉弓部病变时，既方便又实用，还大大提高了手术的安全性和远期效果。

多管齐下，“组合拳”出击：杂交手术 对于那些年长的（65 岁以上），或者身体已经有些状况（基础情况差、合并症多等）的患者来说，传统的深低温停循环和长时间体外循环如同一场“极限挑战”，杂交手术则是为他们量身定制的“拆弹方式”。杂交手术的妙处在于，“拆弹专家”可以灵活运用多种手术技术，将微创手术和现代科技完美结合，打出一套漂亮的“组合拳”。这种手术方式不需要让患者全身“停水停电”（即心脏停搏、血液断流），而是通过精准的治疗手段，确保了最佳的治疗效果。

典型的“组合拳”手术是升主动脉 / 主动脉根部置换合并头臂血管搭桥加主动脉全弓覆膜支架腔内修复术，这一术式也被称为主动脉弓去分支技术。这种技术是一种避免了传统深低温停循环（即让患者全身呈“冰冻保鲜”状态）的创新方法，它的核心思路是通过血管“架桥”开辟主动脉弓分支血管的血流新路径，“拆弹专家”会将主动脉弓部分支血管的血流巧妙地“引流”至旁道，同时在弓部快速植入支架血管，确保了在解决弓部“炸弹”的同时，分支血管能够畅通无阻。这种技术的最大优势在于为复杂主动脉弓部手术提供了一种更优的解决方案：当支架血管不可避免地覆盖住部分或全部弓部分支血管的起始部时，仍能保证分支血管的血液供应（图 58）。这一技术显著减少了脑部及神经系统的损伤，有效控制手术的整体风险。不过，具体进行何种手术还需根据 Hybrid（杂交手术）主动脉弓修复术分型和“拆弹专家”的考量进行选择。具体分型详见表 2。

守护主动脉弓的“三叉戟”与“备用钥匙” 三分支支架血管置入技术、单分支支架血管置入技术。针对 C 型病变的患者，常规全弓置换手术的难度大、风险高，福建医科大学附属协和医院心外科团队首创三分支支架血管与单分支支架血管置入技术解决这一难题。该技术可将支架血管直接放入主动脉弓及单个或三个分支血管内来代替常规的替换手术，三分支支架血管好比一把“三叉戟”，主要用于主动脉弓及其三个分支、近端降主动

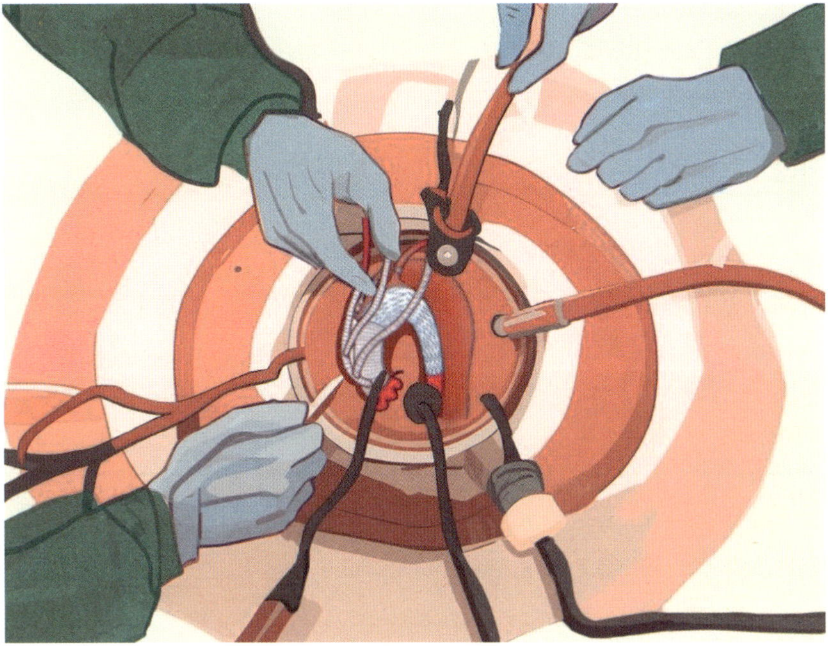

图 58

表 2 主动脉弓分型及手术方法

类型	适应证	手术条件	手术方法
Ⅰ型	主动脉弓部病变累及弓上分支动脉，升主动脉无明显病变	非体外循环	升主动脉－头臂动脉人工血管转流＋主动脉全弓覆膜支架腔内修复术
Ⅱ型	升主动脉和弓部病变需外科处理，降主动脉无明显扩张，优先推荐老年患者（60岁以上）	体外循环	升主动脉置换－头臂血管去分支＋主动脉全弓覆膜支架腔内修复术
Ⅲ型	升主动脉和弓部病变需外科处理，同时合并降主动脉病变	深低温停循环	升主动脉及主动脉弓置换＋置入或不置入硬/软象鼻＋导丝导管技术评估或修复降主动脉及远端病变
Ⅳ型	主动脉病变累及部分弓部分支血管，常规胸主动脉腔内修复术缺乏理想锚定区	常温非体外循环	Ⅳa型：非体外循环下行升主动脉－弓上一支或两支动脉人工血管转流；Ⅳb型：不开胸行颈部人工血管转流＋部分主动脉弓覆膜支架腔内修复术

脉的重建，在确保修复效果的同时大大降低了手术风险。“三叉戟”技术经过三代支架血管更新迭代，已能适应绝大多数患者；单分支支架血管的使用则极大简化了吻合操作，从而降低出血和神经损伤的风险（图 59）。

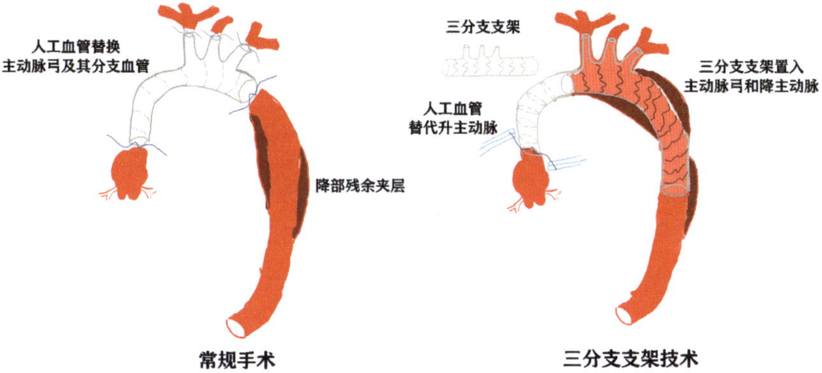

图 59

重建主动脉弓的“快进键” 开窗支架血管弓部置入技术。福建医科大学附属协和医院心外科团队针对年龄较大、无法承受长时间体外循环，又需要进行弓部重建手术的急性主动脉夹层患者，原创开窗支架血管弓部置入技术。这项技术就像是为主动脉弓部手术搭建了一座“快速通道”，“拆弹专家”会根据不同患者的弓部分支结构特制“开窗支架”，提前在体外进行精准开窗以便手术中可以稳稳地连接起需要修复的血管和新的血管；这个技术还有效解决了吻合口易出血的关键难题，使手术变得快速、简单和安全（图 60）。

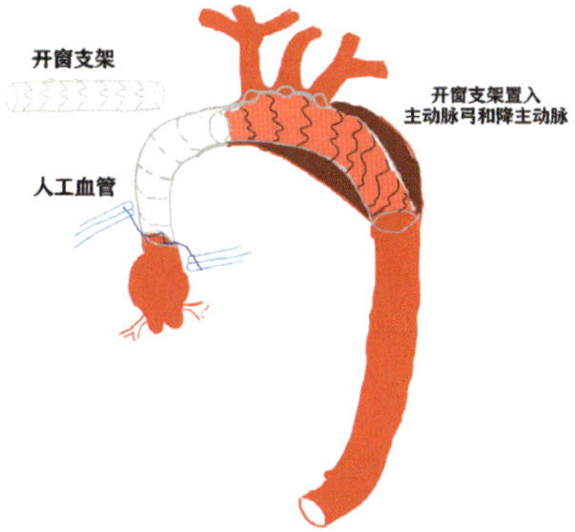

图 60

● 降主动脉夹层手术：解决延伸“输送管道”的“塌陷”危机

降主动脉是继主动脉弓后的一个延伸的血液“输送管道”，主要包括胸主动脉和腹主动脉及它们的各个分支血管。由于降主动脉的位置离心脏较远，所以当它出现“暗道”时，通常不会直接影响心脏的“核心部件”（如冠状动脉和主动脉瓣），也不太容易破裂进入心脏的心包腔。因此，大多数患者的病情并没有升主动脉和主动脉弓部的“暗道”那么危急，一般可以通过药物控制，或者用支架血管封堵住原发破口。不过，在有些情况下，此部位的“暗道”也可能会引发血管的“塌陷”危机，例如“暗道”的位置过于“刁钻”，支架无法完全封堵住原发破口，或者“暗道”快要“崩开”，随时可能引发大出血，又或者“暗道”已经蔓延到其他重要动脉分支血管，导致内脏器官或四肢缺血等严重并发症，此时药物和支架血管就力不从心了，需要尽早进行外科手术，避免“暗道”的进一步发展，及时阻止一场“输送管道”的“塌陷”危机。此类情况常见的手术方式有：部分胸腹主动脉替换术、全胸腹主动脉瘤切除术（图61）。具体手术方式的选择详见表3。

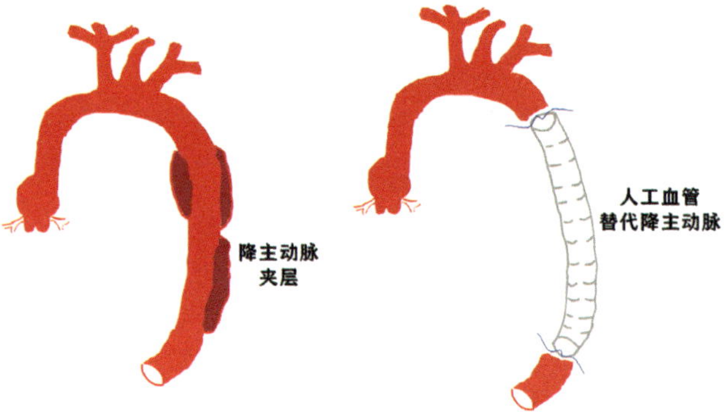

图 61

● 全主动脉替换术：“主动脉网络”的全面翻新

全主动脉替换术堪称心血管外科领域的“超级拆弹工程”，它的任务是将病变的整条主动脉（从主动脉根部到降主动脉）全部切除，并用一条人工血管进行替换，彻底解决主动脉“破裂”危机。当发生广泛性主动脉夹层、全程主动脉扩张，或者某些遗传性血管疾病时，全主动脉替换术可能是最

表 3　降主动脉夹层手术方式

手术方式	适用情况	特点
部分胸腹主动脉替换术	当胸或腹主动脉局部出现瘤样扩张时	只替换受影响的部分主动脉段，保留其他正常的结构，创伤较小，恢复较快
全胸腹主动脉替换术	当病变累及胸腹主动脉的大范围区域时	替换整个胸腹主动脉段，确保从胸部到腹部的血液流动畅通，全面覆盖，复杂但有效

优解。不过，需要注意的是，这种“超级拆弹工程”可不是随时随地都能开工的，它耗时漫长、范围广泛、创伤巨大，尤其是在急性期（病情突然发作时），患者的身体极不稳定、主动脉壁薄如蝉翼的情况下，稍有不慎就可能引发大出血等灾难性后果，此时的手术风险高到令人望而却步。所以，“拆弹专家”不到万不得已不会一次性进行全主动脉的替换。如果迫不得已要做，也会采取两种谨慎的“拆弹方案”：一是“先稳后攻”战略：先通过药物或支架血管植入进行姑息治疗，稳住病情，等待时机成熟后再考虑全主动脉替换术，这就像修路时先疏散人群、稳定交通，待条件合适后再进行全面重建；二是“分步走”战略：先对最容易破裂的病变主动脉段（如升主动脉夹层或弓部夹层）进行手术，再分期完成剩余的病变主动脉段替换，这就像修路时先修车流量最多的路段，其他路段再逐步解决。这两种方案既能化解燃眉之急，又兼顾了长远效果。具体选择哪种方案，需要“拆弹专家”根据患者的具体情况谨慎权衡。

● 创新手术技术：智解“主动脉迷宫”

面临 Stanford A 型主动脉夹层时，“拆弹专家”往往需要进行一场复杂而精细的“拆弹工程”，这个“拆弹工程”可能会涉及升主动脉、主动脉弓、降主动脉等多个不同的主动脉段，经常会伴随吻合口出血、下肢血液供应不足、夹层复发等一系列麻烦事。

为解决这些麻烦事，福建医科大学附属协和医院心外科团队不畏艰难，勇闯医学的“无人区”，化身“主动脉迷宫破解者”，创新关键手术技术，自主研发多项减少并发症的手术“新招”：用短支架覆膜给无名动脉和颈总动脉穿上“保护衣”、用吻合口包埋技术给伤口来个“隐形包扎”，有效避免了吻合口出血的风险；在主动脉窦部巧妙地放置涤纶内膜片，在维持主动脉根部的原有几何形态的基础上加了层防出血的“防护盾”，消除残余夹层或夹层复发的隐患；改进了横窦缝闭技术，能把渗出的血“变废为宝”，回收再利用；还研发了腋股动脉联合插管灌注技术，有效减少体外循环和手术时间，以最短时间恢复缺血下肢血供。这些技术是保卫主动脉的“超级工具箱”，大大降低了术后并发症，丰富了“手术秘籍”，为主动脉修复提供了一道坚实的防线，挽救了无数患者的生命。

主动脉夹层的外科手术是一场惊心动魄的“拆弹行动”，尤其是面对 Stanford A 型主动脉夹层，手术过程不仅要争分夺秒，还要求极高的技术水准。手术的核心任务是精准定位“暗道”位置与范围、选择最合适的“拆弹方案”，并尽可能减少术后并发症。无论是升主动脉替换术、主动脉弓部重建术，还是全主动脉替换术，每种术式都有其独特的“用武之地”，但也存在一定的局限性，需要根据患者的病情、血管解剖特点和全身状况量身定制手术方案。

四、支架与人工血管：生命管道的秘密

当主动脉夹层像飓风般撕裂血管，现代医学亮出了它的“神器”——支架血管和人工血管（图 62）。这些钛合金战士和聚酯纤维卫士，有的能陪你走过银婚（25 年），有的却可能中途“罢工”。本节内容将为你解码：“生命管道”里的“神器”寿命可以有多长？如何让这些“神器”超长待机？

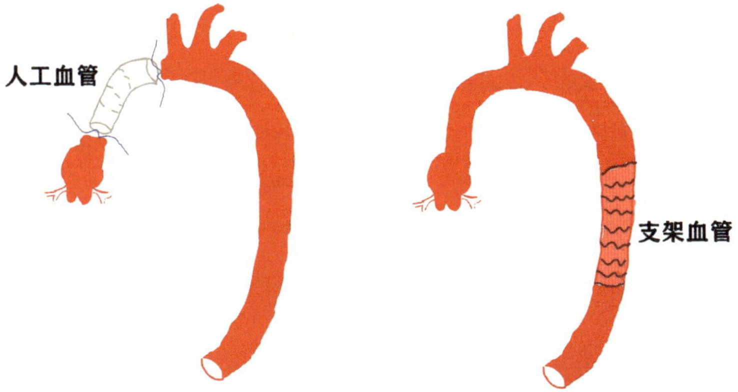

图 62

怎样捕捉“神器”故障信号？当维修警报拉响时，医生们又会施展哪些令人惊叹的“花式修管道”技术？

1. 寿命揭秘：它们能陪你多久

● **支架血管——主动脉里的“内衬”**

主动脉夹层手术用的支架血管，就像一种“金属骨架＋防水膜”的高科技“内衬”，它的材料多为镍钛合金＋聚酯，设计巧妙，寿命通常在10年以上。

● **人工血管——代替主动脉的“高速公路”**

人工血管由更加坚固和耐用的材料制成（涤纶或聚四氟乙烯），设计寿命20年起步，只要保养得当，可能比你家的水管还耐用！

● **复合型移植物——支架血管＋人工血管组合体**

同时植入支架血管和人工血管，根据现有数据显示，使用寿命可达10年以上。

2. 减寿“黑名单”：什么会影响它们的寿命

别以为装了支架或人工血管就能一劳永逸，它们的“保质期”还取决于以下因素。

● **基础病情况**

高血压、糖尿病、动脉硬化等疾病就像“血管杀手”，会加速管道老化，从而影响到支架血管或人工血管的稳定性。所以，患者必须遵医嘱服药，并通过生活方式将血压、血糖、血脂等控制好哦。

● **坏习惯“作祟”**

抽烟、喝酒、整天“葛优躺”……小心这些坏习惯让支架血管和人工血管“提前退休”。

● **感染风险**

术后感染（如血管发炎）可能直接“啃坏”支架血管或人工血管。

3. 自检小技巧：怎样捕捉“故障信号”

发现支架血管或人工血管出问题并不容易，因为这些问题通常没有特别明显的早期症状。但是，通过留意一些身体信号，说不定就能及时揪出潜在问题，发现问题的时候请及时就医哦。

● **疼痛警报**

突然剧烈胸痛、背痛（像当初发病时那种“撕裂感”），可能是支架移位或有新“暗道”形成了。

● **肢体求救**

出现腿脚发冷、麻木、无力，可能是血管堵了，发生血流受阻，血供不足。

● **头晕黑屏**

头晕、乏力、眼前发黑、出冷汗等症状，可能是血流受阻或血压异常。

4. 故障处理：医生们的“花式修管道”

如果支架血管或人工血管真出了问题，医生会展示出十八般武艺，根据具体情况“花式修管道”。

● **支架内血栓形成**

支架内血栓形成是术后较为严重的并发症之一。如果发现支架内血栓形成，医生可能会采取以下措施。

药物治疗　使用抗血小板药物（如阿司匹林、氯吡格雷）或抗凝药物（如华法林、肝素）来预防和溶解血栓。

介入治疗　通过血管内介入手术，如血栓抽吸、溶栓治疗或放置新的支架血管来恢复血流。

手术治疗　必要时，通过外科手术进行血栓清除或替换支架血管。

● 支架内再狭窄

支架内再狭窄是指支架内血管管腔再次变窄，影响血流。处理方法包括以下几种方式。

药物治疗　使用他汀类药物来稳定动脉粥样硬化斑块，减少再狭窄的发生。

再次介入治疗　如支架内再次进行球囊扩张或放置药物涂层支架。

手术治疗　在必要时，可能需要进行开放手术修复或替换支架血管。

● 人工血管感染

抗生素治疗　使用广谱抗生素控制感染。

手术清创　在感染严重时，可能需要手术清除感染组织，甚至更换人工血管。

● 支架或人工血管移位

介入调整　通过血管内介入技术重新定位支架。

手术修复　在必要时，进行开放手术重新固定或更换支架。

● 其他并发症

血管破裂或假性动脉瘤　如果发现血管破裂或假性动脉瘤，需要紧急手术修复。

远端器官缺血　如果血流受阻导致远端器官缺血，可能需要进行血管重建手术。

主动脉夹层手术中使用的支架血管和人工血管是维持“生命管道”的

“神器”，其使用寿命受到多种因素影响，在日常生活中关注那些危险因素，并警惕胸痛、肢体麻木、头晕等预警信号。一旦出现问题，医生可通过药物、介入或手术等方式进行修复。所以，坚持定期随访、控制好基础疾病、保持健康生活方式是延长使用寿命的关键。

夹层救治宝典

夹层发病势汹汹，救治要点需记牢。
血压心率要控好，镇痛先行莫烦恼。
硝普降压慎操作，洛尔家族效更高。
支架封堵破口处，开胸置换险关除。
多管齐下夹层消，生命通道再筑牢。

PART 6

主动脉夹层术后：踏上全面康复之旅

主动脉夹层这颗“隐形炸弹”，随时可能危及生命。通过手术拆除，是挽救患者生命的关键。然而，主动脉夹层的治疗并非一劳永逸。作为一种由多方面因素引发的血管疾病，即便经过手术治疗，如植入支架或替换人工血管，也仅能处理破裂的主动脉段。患者体内潜在的危险因素依然存在，未经手术处理的血管段仍有可能再次发生病变。

术后血压控制不佳、未定期复查，忽视生活方式调整，以及血管老化（如高脂血症）等基础疾病未得到有效治疗，均会成为主动脉夹层复发的危险因素（图 63）。其中，像马方综合征这类先天性血管病患者，由于自身血

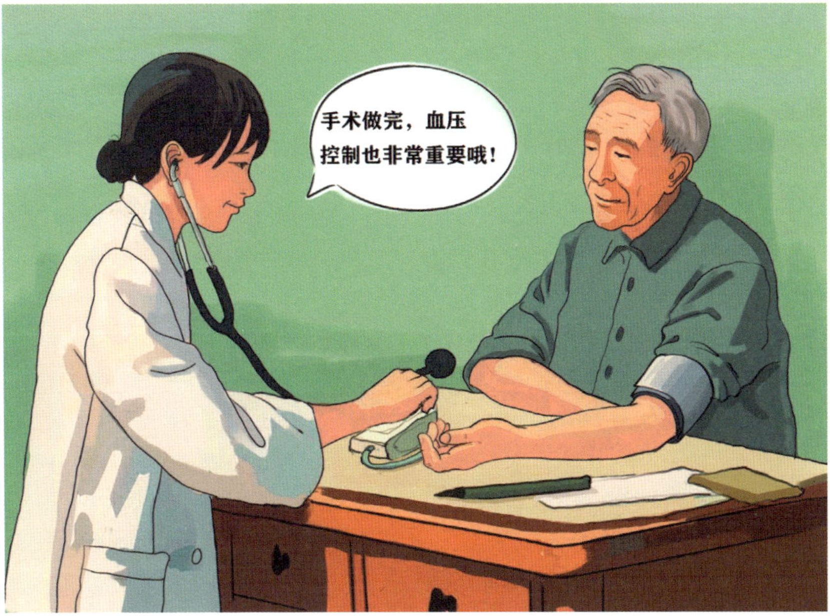

图 63

管壁比正常人薄弱，复发风险相较于其他患者会更高。为了降低复发风险，主动脉夹层患者需持续关注自身健康状况，积极采取术后康复措施，这是全面恢复、稳固手术成果的关键所在。

一、伤口护理：保障伤口“舒心愈合”

主动脉夹层手术技术难度大、风险高，开胸手术作为一种常用的治疗方式，尽管效果显著，但手术需要锯开胸骨，疤痕长，因此切口愈合速度相对较慢。更为严重的是，此类手术患者术后切口感染风险极高，其感染率在心脏手术中位居榜首。所以，对于做了主动脉夹层手术的患者来说，术后切口的护理至关重要，一点都不能马虎。

1. 切口护理小贴士

● 每日观察胸部切口恢复情况

每天都要留意一下胸部的切口，注意有无伤口发红、液体渗出、流血、臭味或者流脓等异常反应，若有以上情况请及时到医院就诊（图 64）。

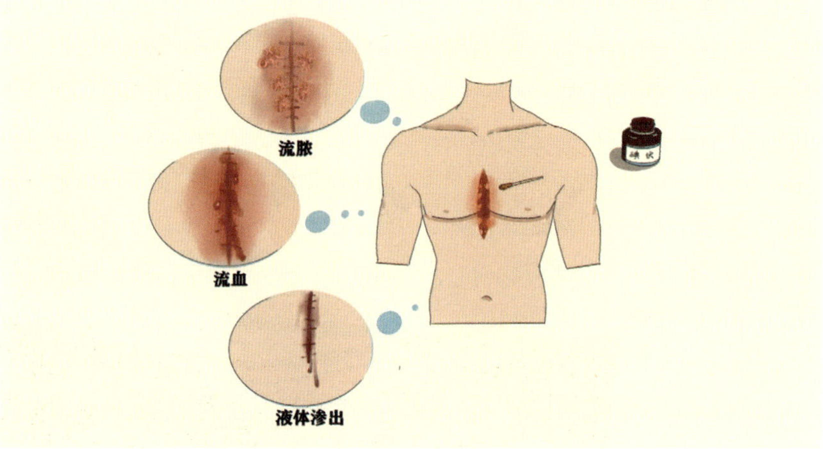

图 64

● 皮肤完全愈合需要 2 周左右的时间

一般来说，皮肤要 2 周左右才能长好。若切口愈合，可自行揭掉纱布，1~3 周后若愈合正常，可以开始洗澡。洗澡的时候可用温水淋浴，水温保持在 37~42 ℃之间最合适，时间别太长，10~15 分钟为宜。洗澡时，用流动的水冲洗就好，别太用力搓，也别用有刺激性的肥皂。洗完后，用毛巾轻轻擦干切口周围，保持切口干燥。记住，这时候别在切口上涂抹任何护肤品。

● 胸骨愈合、稳固需要 3 个月时间

俗话说，“伤筋动骨一百天”，皮肤切口一般愈合得快，但被锯开的胸骨需要好几个月才能长牢固。建议术后 3 个月借助胸带固定胸部。戴胸带的时候，松紧度很重要。太松了，起不到固定作用；太紧了，又会不舒服。

在胸骨恢复期间，需多加小心，别让胸部受到碰撞，也别做大幅度的拉伸动作，如扩胸运动或者提拉重物。打喷嚏或者咳嗽的时候，尽量用手

胸带使用小贴士

如何判断胸带的松紧度：穿上胸带后，试着深呼吸。如果患者感觉憋气，就太紧了；如果患者没有紧绷约束的感觉，就过松了。平静状态下刚好可以水平插入一个手指为比较合适的松紧度。

穿戴胸带的时间：起床活动时佩戴，为胸部提供必要的支撑和保护。睡觉时，可将胸带摘下来，让身体得到充分的休息和放松。

系胸带正确位置：有些患者可能会错误地将胸带系到肚子上，这样做是无法有效固定胸部的。正确做法是将胸带尽可能固定在胸廓上，让胸带的上缘紧贴腋窝的褶皱处（图 65）。

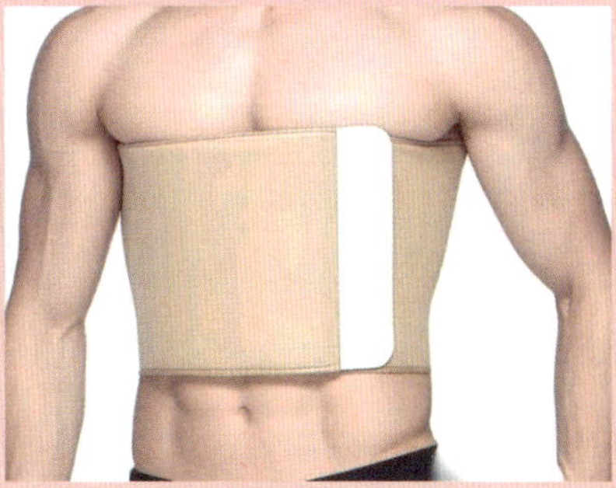

图 65

护住胸廓，可以交叉抱住或者抱个小枕头在胸前（图 66）。站着或坐着的时候，背要挺直，别驼背。刚开始，突然换个姿势或者长时间不动，可能会觉得胸部有点不舒服。别担心，这种情况 1~2 个月后就会好转，半年后就几乎没什么感觉了。

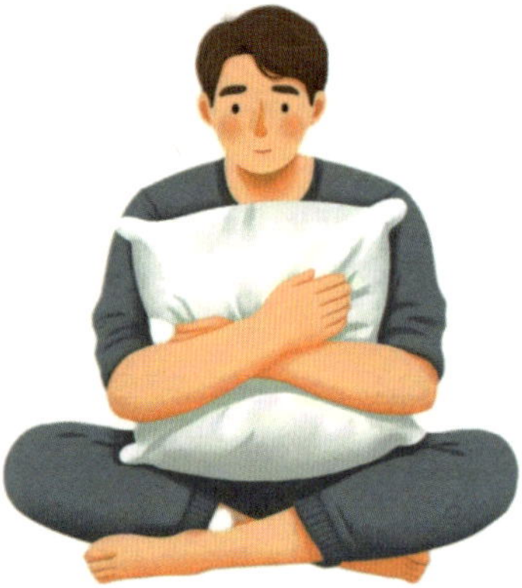
图 66

胸带固定小诀窍

胸骨愈合慢悠悠，胸带固定莫轻丢。

腋窝边缘位置宜，一指松紧恰合适。

晨起穿戴护周全，睡前摘下好安眠。

细心呵护康复稳，平安相伴每一天。

二、饮食管理：滋养身体的“营养库”

主动脉夹层治疗后，饮食不仅是组织愈合和体力恢复的“营养库”，更是维持血管健康的“守护神”。合理饮食的核心在于限制高盐、高脂食物的摄入。这类食物可能导致血压突然升高，给脆弱的血管“添堵”；同时，应增加抗氧化、抗炎食物的摄入。这些食物如同血管的“美容师”，有助于延缓血管老化，为血管健康保驾护航；此外，多摄入富含膳食纤维的食物，保持肠道健康、预防便秘也至关重要。因为便秘会增加腹部压力，可能让本就脆弱的血管“雪上加霜”。

1. 六大饮食原则

● 控制盐的摄入量

术后要严格控制盐分的摄入，因为盐的摄入量过多会让身体“留水”，升高血压，增加血管负担。建议每日盐分摄入量严格控制在 6 g 以内（相当于一个普通啤酒瓶盖装满的量），少吃咸菜、腊肉、酱油等高钠调味品，可以用柠檬汁、醋、香料代替；购买包装食品时，注意查看成分表，选择“钠含量≤ 120 mg/100 g”的食品；警惕“隐形盐”，如挂面、面包、饼干、话梅等常含大量钠（图 67）。

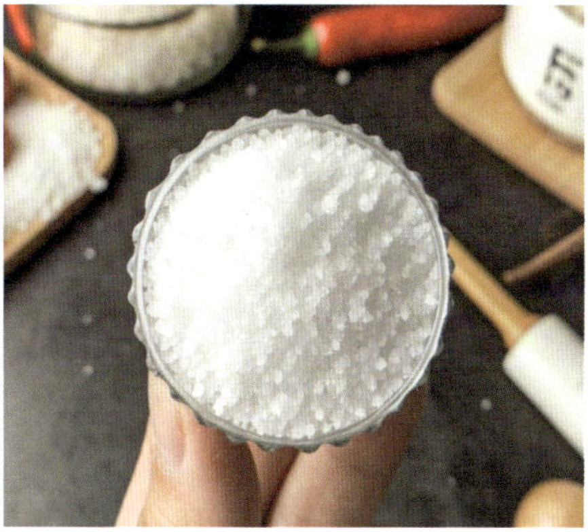

图 67

● 控制脂肪、胆固醇摄入

术后需要低脂、低胆固醇饮食，对于维持血脂水平、防止血管二次伤害至关重要。患者应避免摄入过多的动物脂肪、内脏和高油脂食物，全天脂肪摄入量应小于 50 g，少吃动物内脏、蛋黄、蟹黄、鱼子、鸡皮、猪蹄膀、肥肉、炸鸡等食物。可增加不饱和脂肪酸的摄入，如橄榄油、坚果、鱼类，如每天食用坚果一小把（约 30 g），鱼类 150~200 g（图 68）。

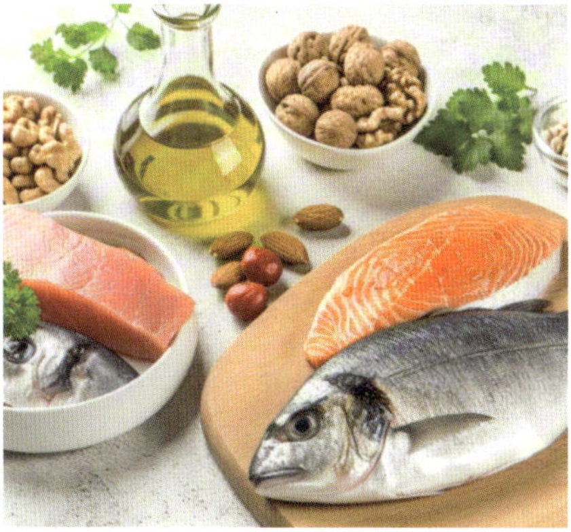

图 68

● 多吃富含维生素的食物

维生素是身体必需的营养素之一，对术后恢复至关重要。建议多吃新鲜蔬菜和水果，每日蔬菜摄入量 300~500 g，其中深色蔬菜占一半以上，每日水果摄入量 200~350 g。可以选择的食物如菠菜、芹菜、苹果、香蕉、橙子等，这些食物富含维生素 C、维生素 E 等抗氧化物质，有助于减轻炎症反应，促进切口愈合（图 69）。

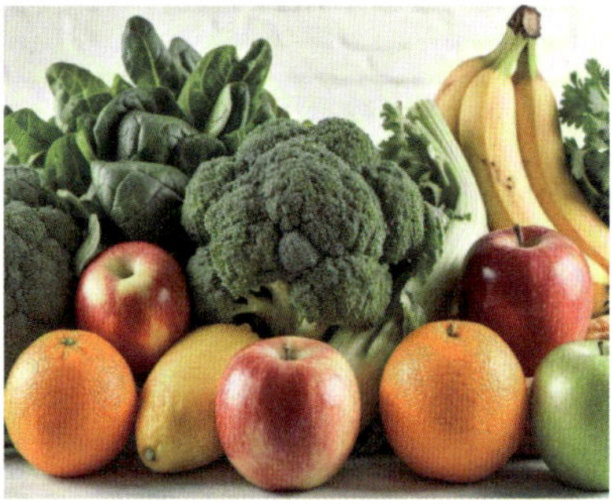

图 69

● 适量摄入优质蛋白质

术后需要补充足够的优质蛋白质，建议每日蛋白质摄入量 1.0~1.5 g/kg 体重。优质蛋白质来源包括瘦肉、鱼类、豆制品、鸡蛋及乳制品。瘦肉和鱼类每日推荐量 150~200 g，豆制品 100~150 g，鸡蛋每日 1~2 个，乳制品 200~300 mL。这些食物不仅富含蛋白质，还含有多种维生素和矿物质，有助于增强身体免疫力，促进术后恢复（图 70）。

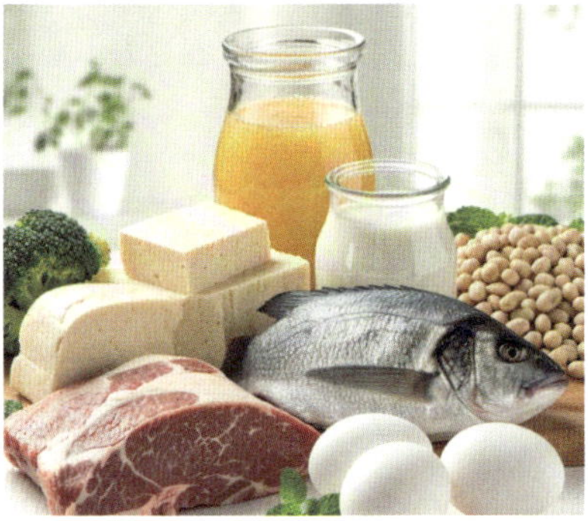

图 70

●增加膳食纤维的摄入

高纤维食物可以促进肠道健康，对预防便秘及减轻腹部压力具有重要意义。建议多吃全谷物，如糙米、燕麦、玉米等富含纤维的食物，每日约 50~100 g（图 71）。

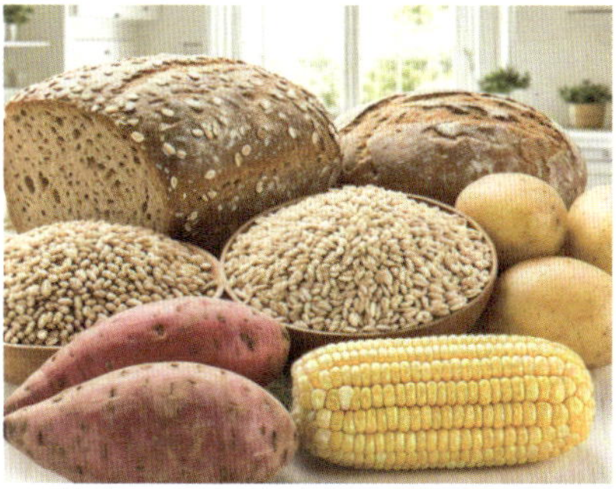

图 71

●适量饮水、避免刺激性饮料

适量饮水对于维持血液循环及新陈代谢至关重要。建议每日饮水量为 1 500~2 000 mL，但需根据个人健康状况调整，避免过量饮水增加血管负担，特别是心功能不佳者需谨慎。尽量少喝咖啡、浓茶、酒精等刺激性饮品，以免引起血压波动和心率加快（图 72）。

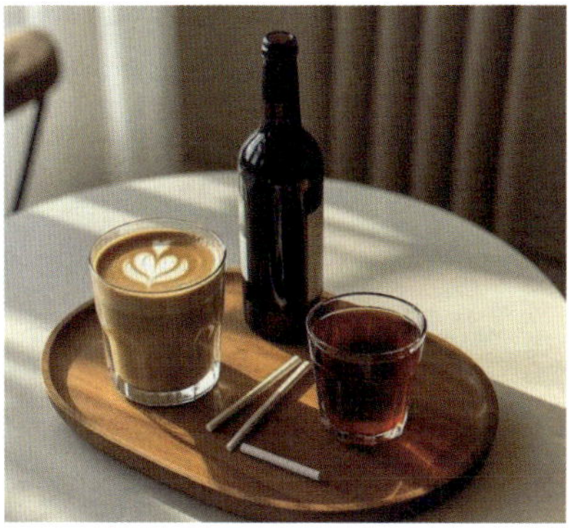

图 72

2. 饮食小贴士

● 吃饭要规律

别吃太饱：每餐七分饱，避免暴饮暴食，减轻心脏负担。

● 少吃甜食

糖吃多了容易发胖、升高血糖，增加心血管疾病风险。

● 食物别太烫或太凉

温度接近体温最好，避免刺激血管收缩。

三、康复训练：夹层的运动康复秘籍

1. 运动锻炼的益处

主动脉夹层治疗后，运动锻炼是康复过程中不可或缺的一环，适量的运动具有多方面的益处。

● 恢复心肺功能

主动脉夹层手术时间长、创伤大，对患者的心肺功能影响大。术后心脏和肺部的功能可能会受到暂时性的损害，如肺活量下降、耐力下降等。而适度的运动能够强化心脏收缩力，锻炼呼吸肌群，促进全身血液循环，显著提升心肺系统的整体功能。

● 帮助控制血压

高血压是主动脉夹层的头号“元凶”，科学合理的运动堪称一剂“天然降压药”，能够帮助血压乖乖“听话”，稳定在安全范围内。通过运动，血管壁会变得更富有弹性，就像老化的橡皮管重新恢复了韧性，大大降低了这颗“隐形炸弹”再次偷袭的风险。

● 有效避免并发症

术后因疾病恢复卧床时间长、日常活动受限，导致血流速度减缓，增加了血栓形成和肺部感染的风险，同时也会引发肌肉无力等问题。适度的运动锻炼不仅有助于降低血栓形成风险，还能增强肌肉力量，改善心肺功能，为患者顺利康复并重返正常生活奠定坚实的体能基础。

● 改善心理健康

主动脉夹层手术堪称与死神擦肩而过，患者在鬼门关前走了一遭后，不仅要忍受漫长的住院治疗，出院后还需长期遵守严格的活动限制，这些都给患者带来了巨大的身心挑战，极易产生自我价值感缺失等抑郁情绪。适度运动能够促进内啡肽分泌，内啡肽是身体中的“天然止痛药”，不仅能有效缓解焦虑抑郁负面情绪，更能帮助患者重拾生活信心，增强愉悦感，为全面康复提供强有力的支持。

2. 运动的时机和强度

主动脉夹层术后，患者何时开始运动以及运动的强度应根据医生的建议和患者的具体恢复情况而定（图 73）。

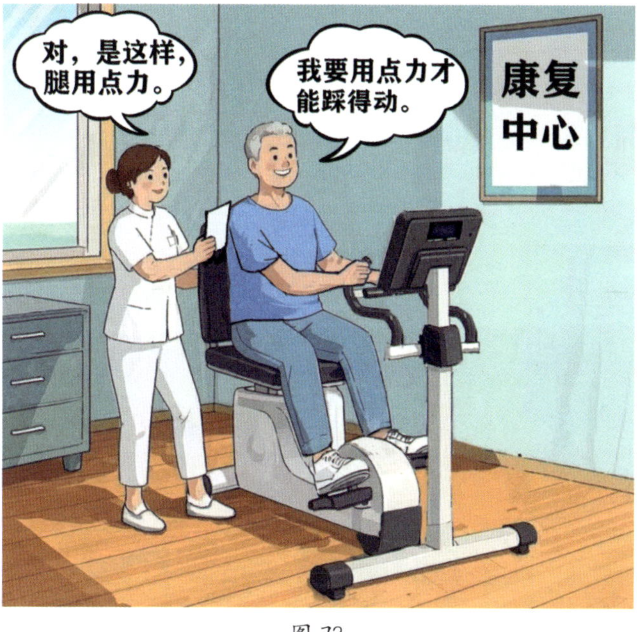

图 73

●院内康复运动

以床上活动为主，如手臂伸展、脚踝旋转等简单动作，逐步增加轻度活动，如床边站立、短距离步行等。此阶段不宜进行任何剧烈运动（图74、表4）。

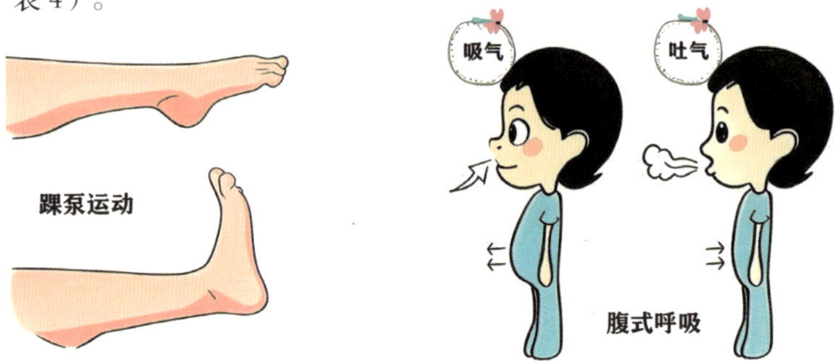

图 74

表 4 术后 1~2 周推荐运动方式

运动类型	具体方法	强度 / 频率
踝泵运动	平躺，脚尖缓慢向上勾至极限（保持 5 秒）→ 脚尖下压至极限（保持 5 秒）→ 踝关节顺时针 / 逆时针旋转	每 2 小时做 10 次，全天累计 5~6 组
呼吸训练	腹式呼吸：用鼻缓慢吸气 4 秒（腹部鼓起）→ 缩唇缓慢呼气 6 秒（腹部凹陷）	每日 3 组，每组 5 分钟
床旁坐位训练	摇高床头至 60°，双下肢自然下垂，保持 5~10 分钟（需监测血压）	每日 2 次，逐步延长至 15 分钟
床边站立	扶床栏或在家属协助下站立，重心交替移至左右腿	每日 3 次，每次 2 分钟→逐步增至 5 分钟
短距离步行	室内直线步行，使用步行辅助器（如四脚拐杖）	每次 5 分钟，每日 3 次

●院外康复运动

遵从循序渐进的原则，以轻、中度有氧运动为主（图 75）。

术后 2~4 周　散步是最理想的低强度有氧运动，从每天 10~15 分钟的步行时间，逐渐增加到 30 分钟，每天 1~2 次。

适宜时间段：选择早晨或傍晚，避免高温或寒冷时段；饭后 30 分钟 ~1 小时后再运动，避免空腹或饱腹状态下运动。

注意事项：走路速度要慢，保持心率平稳（建议心率不超过静息心率 20 次 / 分钟）。避免在空气污染严重或路面不平的地方行走。

术后 1~3 个月　如果术后恢复顺利，且没有出现并发症，运动强度可以逐渐增加，可以尝试太极拳、八段锦。每次运动时间控制在 20~30 分钟，每天 1 次。

适宜时间段：建议在上午 9~11 点或下午 3~5 点进行。避免在饭后立即运动，至少间隔 1 小时。

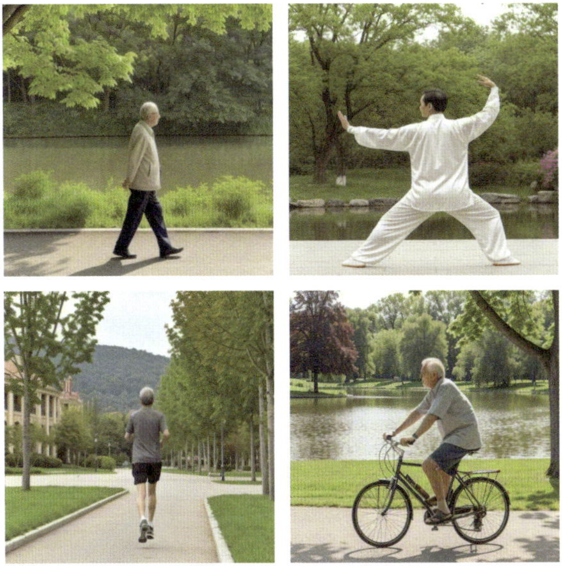

图 75

注意事项：动作轻柔，避免胸部和上肢用力过猛；运动时保持呼吸均匀，避免憋气或过度用力。

术后 3~6 个月 逐步增加轻度有氧运动的时间和强度，如慢跑、自行车骑行等。每次运动时间控制在 30 分钟左右，每周进行 3~5 次。

适宜时间段：选择早晨或傍晚，饭后 1~2 小时后再运动，避免影响消化。

注意事项：避免疲劳，若出现胸痛、头晕、呼吸困难等不适，立即停止运动并就医。

3. 避免的运动类型

主动脉夹层手术恢复期内，有些运动应该避免，以降低夹层再次发生的风险。

- **碰撞性运动**

如足球、篮球、网球等运动容易受到外部冲击，增加主动脉破裂的风险。

- **负重训练**

尤其是进行大重量的哑铃训练或推举，可能给心脏带来过大压力。

- **屏气动作**

如举重、屏气咳嗽等，会使腹压和血压瞬间升高，对主动脉造成较大压力（图 76）。

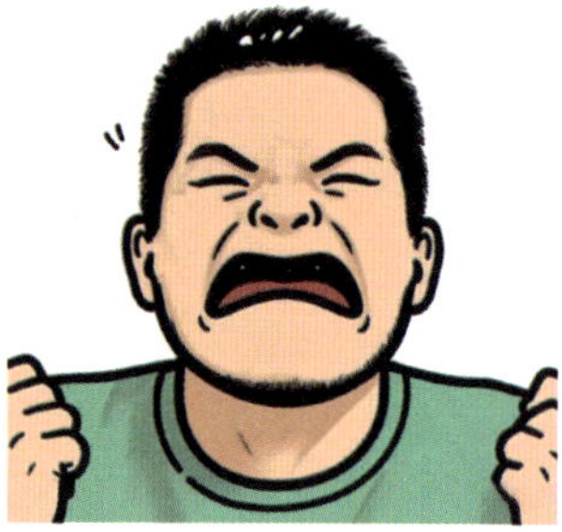

图 76

4. 运动过程中的监测

- **监测心率和血压**

可以使用智能手表实时监测心率和血压。运动以不感到疲劳为宜，控制心率在 100 次 / 分钟、血压在 140/90 mmHg 以下。

- **自我感知**

运动时要注意自我感觉，出现乏力、头晕、气短、胸痛等不适症状时，应立即停止运动并休息。如果症状持续不缓解或加重，应及时就医。

● **遵循循序渐进原则**

运动强度应逐渐增加，避免一次性进行大强度运动，逐步适应运动负荷。单次运动时间从10~15分钟/次逐渐增至30分钟/次。

四、情绪与心理调节：身心和谐的有力支撑

很多经历过主动脉夹层的患者会陷入一种叫作“创伤后应激障碍”的心理困境。就像大脑中的某个开关被意外触发，反复回放剧烈疼痛和恐惧的记忆片段。这使患者变得特别敏感，一点点风吹草动都能让他们心惊胆战，连日常的咳嗽、弯腰这样的小动作，都会让他们紧张得不行，生怕一个不小心就触发了“隐形炸弹”，心中充满忧虑。由于身体活动限制，出院后需要较长时间才能恢复工作，这往往让患者感到自责。这些负面情绪，就像是身体里的“捣蛋鬼”，不仅让人的心情糟糕透顶，还会悄悄影响身体健康。它们会让患者心跳加速、血压升高，给原本就脆弱的心血管系统带来更大的压力，影响身体的康复。所以，主动脉夹层术后的心理问题不容忽视（图77）。

1. 心理创伤修复与压力应对

如果出现创伤后应激症状（如反复回想发病经历、做噩梦），可以找专业的心理咨询师或精神科医生的帮助，进行认知行为疗法，帮助重构创伤记忆，减少恐惧感；同时，可以尝试短距离散步，练习深呼吸、冥想等放松技巧，这些都能缓解焦虑情绪；另外，合理安排作息时间，保证充足的睡眠和休息，也有助于恢复体力和精神。

2. 疾病认知重建与自我接纳

主动脉夹层其实是可以控制、预防的，比如把血压控制好，就能大大降低复发风险。不要一有点不舒服就往坏处想，胸痛不一定就是复发，要结合检查结果来判断。此外，可以在医生指导下制订分阶段的生活调整计划，

慢慢恢复一些轻体力活动，减少“我啥也做不了”的挫败感。

3. 治疗依从性心理支持

明确药物对康复的重要性，可以使用智能药盒或由家人提醒吃药，减少漏服药物的焦虑。如果担心药物副作用，及时与医生沟通调整方案，千万不能自行停药。

4. 家庭与社会支持

家属要避免过度保护，不要完全禁止患者活动，多关注患者情绪需求；学习观察复发的预警信号，如突发撕裂样疼痛；患者可以加入主动脉疾病康复团体，和其他患者一起分享经验，减少孤独感，增强对疾病管理的信心。

5. 生活意义感重塑

对于因活动限制需调整工作的患者，可探索远程办公或学习新技能，重新找到自己的价值感。根据自己的兴趣和爱好，参加一些轻松愉快的活动，

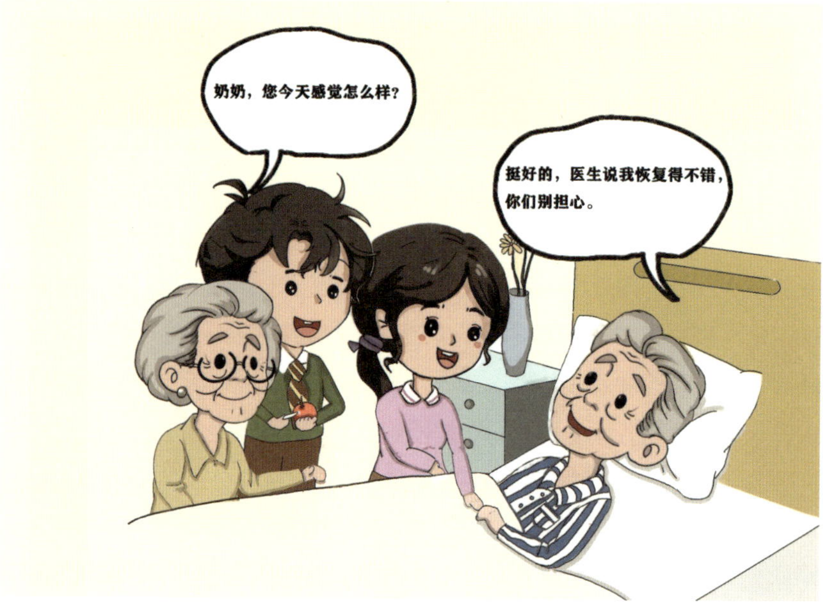

图 77

如听音乐、画画、阅读等，分散对疾病的过度关注，保持积极心态。

五、定期随访：健康状况的精准把控

1. 定期随访的重要性

对于主动脉夹层患者而言，无论采取哪种治疗方案，都需要像维护高速公路一样，进行长期乃至终身的定期维护。即便是那些经历了手术并顺利出院的患者，也依然面临着一系列潜在的“道路隐患”，比如高速公路上出现的新暗道（新发夹层）、原有“暗道”不断扩大（残余主动脉夹层不断扩张甚至破裂）以及其他器官因供血不足而“营养不良”（器官缺血）。研究发现，超过 60% 患者在出院 5 年内可能会出现残余主动脉夹层不断扩张，29% 患者会因残余主动脉夹层破裂而死亡，还有 17%~25% 的患者会由于新的夹层形成而发病。

术后随访的目的在于发现这条高速公路（主动脉血管）的结构变化，确认是否有“路况破坏”的迹象。这样一来，医生就能提前做好准备，迅速制订后续的“维修计划”，甚至在必要时执行“紧急抢修”（即再次手术）。这样就能把危险扼杀在摇篮里，大大提高患者的生存率。

2. 随访时间规划

医生会根据患者的临床病史、手术方式以及疾病进展的速度来确定随访的时间（图 78）。如果患者手术后恢复得很好，没有出现新的问题，那么随访的频率可以适当降低。但如果患者有高血压、糖尿病等基础疾病，或者手术后出现了新的症状，医生就会建议增加随访的频率，以便更密切地监测病情。

一般来说，患者出院后需要长期、有规律地进行随访。具体时间表参考如下：常规术后 1 个月、3 个月、6 个月、1 年以及此后每年进行随访，对于持续稳定时间 >5 年的患者，可适当放宽至 2~3 年随访 1 次。

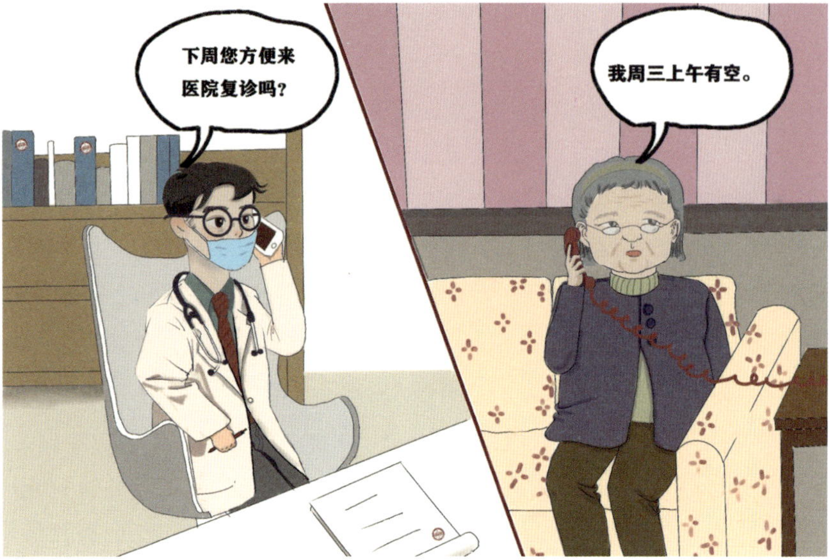

图 78

如果检查发现异常，如残余主动脉直径变大或新病变出现，需增加随访频率，以便及时处理。每次随访时，带上之前的检查报告和病历，方便医生对比和评估。

3. 随访项目详解

● 主动脉 CTA

主动脉 CTA 为随访必备项目，就像是给主动脉拍了一张高清的“3D 照片”。CTA 可以清楚地看到主动脉的夹层有没有被成功修复，未手术的主动脉血管是否有异常。还能观察真假腔的血流情况以及是否有血栓形成，支架血管是否移位等。每次随访应对比前后两次 CTA 的结果以评估进展，必要时尽早干预。

● MRI

MRI 是 CTA 的可靠替代方法，就像是给身体做了一次“高清扫描”。MRI 能清晰显示主动脉及其各个“分支道路”，还能看到主动脉夹层是否影响到其他重要器官，如肾脏、肠道等，这些器官的血液供应是否正常。对于年轻患者、有核磁共振兼容的支架移植物、碘造影剂过敏的患者，MRI 可作为随访的首选影像学检查。

小贴士

主动脉夹层术后体内有钢丝、主动脉人工血管、机械瓣膜能否做 MRI 检查？

目前，绝大多数人工心脏瓣膜（包括机械瓣膜）和主动脉人工血管采用的材料（如钛合金、热解碳、聚酯等）具有良好的 MRI 兼容性。但值得注意的是，胸骨固定钢丝普遍采用的 316 L 不锈钢属于弱磁性材料，这些材料通常可以在 1.5 T 及以下的低磁场强度 MRI 设备上进行检查。对于 3.0 T 及以上的高磁场强度 MRI 检查，需要特别谨慎，因为高磁场可能导致金属伪影增加，甚至对植入物产生影响。

● 心脏彩超

包括经胸心脏超声和经食管心脏超声。经胸心脏超声就像给心脏拍一张照片，可以清楚地看到水泵的“出口闸”（主动脉根部）和水流“输送管道”（主动脉血管）有没有变宽、变窄，水泵的“闸门”（主动脉瓣）有无异常，主动脉里的血流是不是顺畅、有没有“堵车”或者“水流不畅”的情况。而经食管心脏超声就像给血管做一次内窥镜检查，能近距离观察到血管内壁（主动脉内膜）的修复情况，真假腔的血流情况及是否有血栓形成，水泵的“闸门”（主动脉瓣）有无异常，支架血管是否移位等。

● 心电图

心电图可以检查心脏的“电路”是否正常，及时发现心脏跳动异常或心肌缺血等问题。因为手术可能会影响心脏的血液供应，心电图可以帮助医生及时发现这些问题，更好地管理术后的心脏健康。

4. 紧急就医情况

● **突发剧烈疼痛**

如果突然感到胸痛、背痛或腹痛，而且疼得特别厉害，像被刀割一样，这可能是出现新的夹层。这种情况非常危险，必须马上就医。

● **血压突然“上蹿下跳”**

如果血压突然变得很高或很低，同时还觉得头晕、冒冷汗，这也不正常。这可能是身体在发出警告，需要及时就医。

● **呼吸困难或心跳加速**

如果感觉呼吸很困难，像喘不过气来，或者心跳特别快、头晕眼花，甚至晕倒，这可能是心脏或肺部出了问题。

● **切口异常**

手术切口如果出现红肿、流脓，或者持续疼痛，这可能是感染了，一定要及时处理。

六、高危因素管理：稳固健康的“防护堤”

1. 积极控制血压

高血压是主动脉夹层最主要的危险因素，约有 50.1%~75.9% 的主动脉夹层患者伴有高血压。想象一下，我们的血管就像水管一样，负责输送生命之水——血液。高血压就好比水管里的水压持续过高，这对水管壁来说是个不小的挑战。特别是主动脉，这根身体里的“主干水管”，一旦承受不住高压，就可能发生夹层，使水管内壁裂开一个“暗道”。手术就像是请专业的水管工来修复或更换那段受损的“水管”。但是，手术做好了，并不代表问题就完全解决了。如果术后血压还是居高不下，那就像是修好的水管里继续流淌着高压的水，这无疑会增加水管再次破裂的风险，也就是主动脉夹层复发。

因此，控制好血压，就像是调节好家里的水压，不让它过高，这对于预防“水管”（主动脉）再次出现问题，保持“水管”系统的整体健康，以及提高手术后的生活质量至关重要。

● 理想的血压控制目标

正常人的血压是 90~140/60~90 mmHg，对于主动脉疾病患者，血压目标值是 120/80 mmHg，心率目标值是 60~80 次 / 分。

● 常见的降压药及服药指南

目前临床高血压一线用药有五类，分别是洛尔类降压药（β 受体阻断药）、地平类降压药（钙通道阻滞药）、普利类降压药（血管紧张素转化酶抑制药）、沙坦类降压药（血管紧张素Ⅱ受体阻断药）和氢氯噻嗪降压药（利尿剂），均可用于高血压的初始治疗和维持治疗。还有 α 受体阻断药以及上述药物的复合制剂等。需要引起注意的是，α 受体阻断药如特拉唑嗪适用于伴前列腺增生的高血压患者，不作为高血压治疗的首选药。

洛尔类降压药　洛尔类属于 β 受体阻断药这个大家庭，这种药物降血压的秘诀在于能够“安抚”过度兴奋的交感神经系统，让它别那么激动。同时，洛尔类药物还会让心脏收缩的力量变得柔和一些，心跳的速度慢一些，这样血压就稳稳地降下来了。这类降压药起效较迅速、有力，主要为美托洛尔，包括酒石酸美托洛尔、琥珀酸美托洛尔等。

酒石酸美托洛尔片为普通剂型，琥珀酸美托洛尔为缓释剂型。酒石酸美托洛尔片一次 100~200 mg，分 1~2 次服用。由于酒石酸美托洛尔片为脂溶性药物，食物可促进药物吸收，增加不良反应发生率，建议空腹口服，可于饭前半小时或饭后两小时服药。琥珀酸美托洛尔缓释片一次 47.5~95 mg，每日一次。酒石酸美托洛尔片 50 mg 药效相当于琥珀酸美托洛尔缓释片 47.5 mg。琥珀酸美托洛尔缓释片不受食物的影响，餐前餐后服用均可。建议于每日清晨服用，可掰开服用，但不能咀嚼或压碎，服药时至少使用半杯液体送服。

洛尔类降压药适用于合并快速性心律失常、冠心病、慢性心力衰竭、主动脉夹层的高血压患者（图 79）。

禁忌证：有脑卒中倾向及心率 <80 次 / 分的老年人、肥胖者、糖代谢异常者、脑卒中患者、间歇性跛行者、严重慢性阻塞性肺疾病患者等，并且禁用于合并支气管哮喘、心动过缓的高血压患者。

不良反应：哮喘、低血压、男性性功能障碍、疲劳、头痛、睡眠障碍、压抑、关节痛、肝炎、肌肉疼痛性痉挛、口干、结膜炎样症状、鼻炎和注意力损害等。

图 79

用药小贴士

①服药期间需定期监测脉搏、血压，最好于清晨静息期（清晨醒来未起床活动时）自测脉搏、血压，脉搏应控制在每分钟 55~70 次，若发生脉搏过慢或低血压，应立即联系医生或门诊就诊，以便及时调整药物剂量。

②长期服用美托洛尔后，如要停药，需逐渐减小剂量，整个停药过程至少要两周，每 2~3 天剂量减半，直至停药。出现严重的心动过缓、低血压等需要立即停药。

③慢性阻塞性肺病与支气管哮喘患者最好不使用美托洛尔，如需使用，也应谨慎，以小剂量为宜。

④洛尔类降压药可能掩盖和延长降糖治疗过程中的低血糖症。

地平类降压药 又称钙通道阻滞药。工作原理就是阻止钙离子进入血管平滑肌和心肌细胞。血管平滑肌就像是管道周围的“肌肉”，当钙离子少了，这些“肌肉”就会放松，血管也就跟着舒张开来。这样一来，血液在血管里流动时遇到的阻力就小了，血压自然就降下来了。

硝苯地平：在高血压患者的“降压宝典”里，硝苯地平这个名字绝对是如雷贯耳。它可不是个简单的角色，而是有着一大家子的“兄弟姐妹”——硝苯地平片、硝苯地平缓释片（Ⅰ）、（Ⅱ）、（Ⅲ）和硝苯地平控释片，这五位“降压高手”各有千秋，专为不同需求的高血压患者量身定制。

硝苯地平片，每片 10 mg，常用剂量为每次 10~30 mg，每日 3 次。口服 15 分钟后就“冲锋上阵”，1~2 小时就达到降压巅峰，但可惜只能“威风”4 小时。舌下含服更是快如“闪电”，2~3 分钟就见效，但是这速度可不是闹着玩的，降压幅度和速度太难把控，一不小心就可能让血压如坐过山车般剧烈波动。除非遇到高血压紧急情况又没法输液，否则医生不会轻易让它上场。

缓释片家族的“三胞胎”——硝苯地平缓释片（Ⅰ）、（Ⅱ）、（Ⅲ），可是硝苯地平家族里“慢工出细活”的代表，持久、温和、副作用少，但在服用时别嚼碎它，空腹服用效果更佳。“老大”硝苯地平缓释片（Ⅰ）每片 10 mg，每次 10~20 mg，每日 2 次。“老二”硝苯地平缓释片（Ⅱ）20 mg 一片，每次 20 mg，每日 1~2 次。“老三”硝苯地平缓释片（Ⅲ）最慷慨，30 mg 一片，还能 24 小时不间断地稳定释放药效，简直就是高血压患者的贴心小棉袄，每日仅需服用 1 次。如果吃了缓释片后血压保持稳稳当当，还没什么副作用，就可以长期服用。当然，经济条件允许的情况下，选“老三”一天只吃一次，更省心！

高科技“学霸老幺”——硝苯地平控释片是硝苯地平家族的“终极形态”。它采用了激光打孔的黑科技，把药物装进一个智能小壳里，药物就像被训练有素的小士兵，通过小孔有序地“出操”，保证 24 小时血压稳如山。服用后，药壳还会完好无损地跟着便便排出体外，看到别惊讶，那只是它的“战袍”而已。30 mg 一片，每次 30~60 mg，每天一片，轻松降压，适合所有能用地平类降压药的高血压患者。

总而言之，硝苯地平家族每一代都比前一代更聪明、更高效，它们就像是高血压患者的守护神，用各自的方式默默守护着高血压患者的健康。选择适合自己的那一位，让降压之路变得轻松又愉快（图 80）！

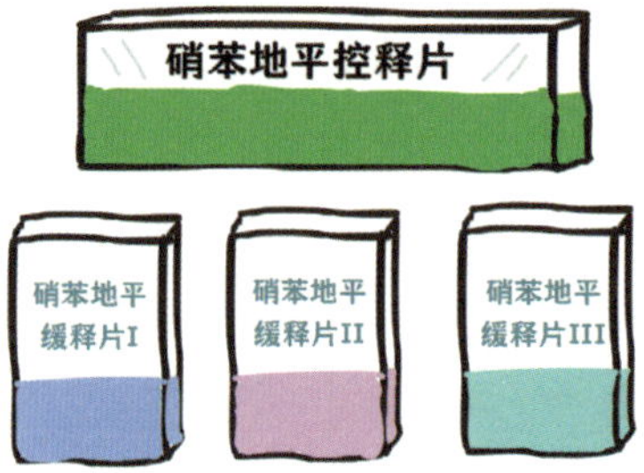

图 80

用药小贴士

①一些常见食物如西柚和葡萄柚可增强降血压的作用，因此服用硝苯地平时应尽量避免食用。

②硝苯地平类降压药比较适合高压高的患者、老年高血压患者。

<u>氨氯地平</u>：包括苯磺酸氨氯地平片、苯磺酸左旋氨氯地平片以及马来酸左旋氨氯地平三种类型，它们各自独具特色，共同为高血压患者提供治疗选择。

苯磺酸氨氯地平片被称为国内降压药的“一哥”。治疗高血压时，通常建议的起始剂量为每日 1 次，每次 5 mg，最大可调整至 10 mg。对于体型较小、体质虚弱、老年患者或肝功能不全者，起始剂量应谨慎地设为每次 2.5 mg，这一剂量同样适用于与其他降压药物联合使用的场景。一般剂量调整

应在 7~14 天后开始进行。

苯磺酸左旋氨氯地平片适用于老年高血压并伴有心绞痛的患者。成人初始剂量为 2.5 mg，每日 1 次；最大剂量为 5 mg，每日 1 次。瘦小者、体质虚弱者、老年患者或肝功能受损者、原使用其他抗高血压药物治疗需加用本品治疗患者的初始剂量为 1.25 mg（半片），每日 1 次。剂量调整一般应在 7~14 天后，根据血压情况进行剂量调整。

马来酸左旋氨氯地平与苯磺酸氨氯地平片降压效果相当，同样适用于高血压及冠心病的治疗。主要区别在于苯磺酸氨氯地平的稳定性较马来酸氨氯地平好，而溶解性和吸收性则是马来酸氨氯地平较好。初始剂量为 2.5 mg，每日 1 次；最大剂量为 5 mg，每日 1 次。虚弱或老年患者、伴有肝功能不全患者初始剂量为 1.25 mg，每日 1 次。本品口服后吸收完全但缓慢，6~12 小时达到浓度高峰，持续用药 7~8 天后达到稳定的治疗效果。

以上三种降压药在临床均可选用，关键是要根据患者的血压是不是长期平稳地下降！如果血压平稳，不要随意换药（图 81）。

其他地平类：临床上常用的地平类药物还有非洛地平、乐卡地平、拉西地平、贝尼地平、尼卡地平、尼群地平、尼莫地平。

地平类药物适用于老年高血压、单纯收缩期高血压（收缩压 ≥ 140 mmHg，且舒张压 < 90 mmHg），合并动脉粥样硬化的高血压（如高血压

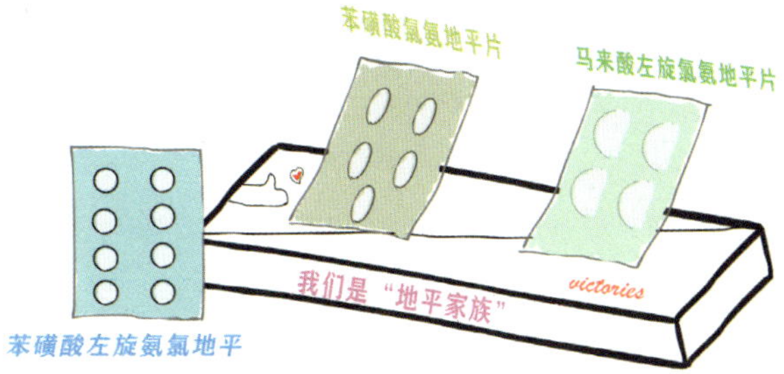

图 81

合并稳定性心绞痛、颈动脉粥样硬化、冠状动脉粥样硬化及高血压合并周围血管病）患者。

地平类药物没有绝对的禁忌证，但高血压合并快速性心律失常、心力衰竭患者应慎用。

不良反应：外周水肿、便秘、心悸、面部潮红，低血压也时有发生，其他不良反应还包括头痛、头晕、虚弱无力等。

普利类降压药 在我们人体内，有个调节心血管功能的“小机关”，叫“肾素－血管紧张素－醛固酮系统”。它由交感神经系统指挥，能分泌血管紧张素使血管收缩。如果血管紧张素产生多了，血管的收缩就会加强，血压就会升高。当然，血管紧张素还可以导致醛固酮分泌增多，引起水分和盐分滞留，也会使血压升高。普利类和沙坦类就是针对这个“小机关”的两大类降压药，统称肾素－血管紧张素系统抑制剂。一般优先选普利类，如果不适用就选沙坦类，但两者不能同时使用。

普利类药物属于血管紧张素转化酶抑制药（ACEI），也是一线降压药物的一种，能阻止血管紧张素转换酶工作，减少肾素和血管紧张素的生成，帮助血管内皮恢复功能，增加内皮舒张因子，使血管放松，从而缓慢而逐渐地降低血压。常见的卡托普利、贝那普利、依纳普利等，都是普利类药物里的“明星成员”。

卡托普利：初始剂量为 12.5 mg 一次，口服，每日 2~3 次，如果在 1~2 周后仍未获得满意的血压降低，则可增加至 50 mg 一次，每日 2~3 次，用于高血压治疗的剂量通常不超过 50 mg，每日 3 次。

贝那普利：未用利尿剂患者治疗开始时推荐剂量为 5 mg，每日 1 次，若疗效不佳，可增至 20 mg，每日 1 次。用于治疗高血压的最大剂量为 40 mg，每日 1 次或均分为 2 次服用。

依那普利：推荐起始剂量为 5~10 mg/ 天，分 1 ～ 2 次服用。根据血压水平，可逐渐增加剂量，一般有效剂量为 10~20 mg/ 天，每日最大剂量一般不宜超过 40 mg，可与其他降压药特别是利尿剂合用，降压作用明显增强。

普利类降压药适用于伴有慢性心力衰竭、心肌梗死后心功能不全、心房颤动预防、外周动脉粥样硬化、糖尿病肾病、非糖尿病肾病、代谢综合征、蛋白尿或微量蛋白尿患者（图 82）。

禁忌证：妊娠、血管神经性水肿、双侧肾动脉狭窄、高钾血症。

不良反应：刺激性干咳多见于用药初期，症状较轻者可坚持服药，不能耐受者可改用沙坦类；其他不良反应有血钾升高、血肌酐升高、血管性水肿、过敏等。

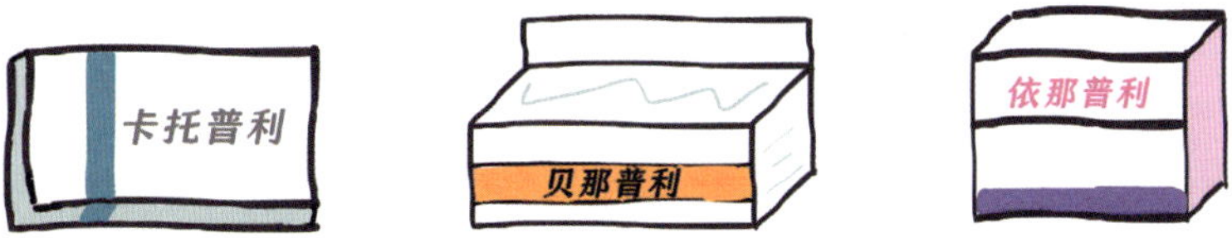

图 82

用药小贴士

①避免使用影响降压效果的药物，如大部分非甾体抗炎药（其中阿司匹林剂量≥ 300 mg 时）、激素等。

②应用 ACEI 治疗前应检测血钾、血肌酐水平及估算肾小球滤过率。若发现血钾水平升高（＞ 5.5 mmol/L）、肾小球滤过率降低＞ 30% 或肌酐水平升高＞ 30% 以上，应减小药物剂量并继续监测，必要时停药。

③出现干咳、低血压等不良反应时应积极处理，避免引起治疗依从性下降。

沙坦类降压药　作为常用的一类一线降压药物，沙坦类药物属于血管紧张素 Ⅱ 受体阻断药（ARB），通过阻断血管紧张素 Ⅱ 与受体结合，发挥降压作用。血管紧张素 Ⅱ 对心血管、肾脏都会产生不利影响，所以沙坦类药物就是通过阻断血管紧张素Ⅱ的作用，发挥对心脏、肾脏的保护作用。沙坦类降压作用起效缓慢，但持久而稳定。代表药物有氯沙坦、缬沙坦、坎地沙坦、替米沙坦。

氯沙坦：是世界上第一种沙坦类药物。适用于高血压合并糖尿病患者或单纯糖尿病肾病患者。初始剂量通常为 50 mg，每日 1 次，常用剂量为 50~100 mg。一般服用 3~4 小时后，药效达到峰值，连续用药 3~6 周后可达到最大降压效果。

缬沙坦：高血压、心衰、心肌梗死、糖耐量异常等患者可首选缬沙坦。初始剂量一般为 80 mg，每日 1 次，常用剂量为 80~160 mg。一般服药 2 小时后，药效达到峰值，连续用药 2~4 周后达最大降压效果。

坎地沙坦：坎地沙坦可通过抑制肾上腺分泌醛固酮而发挥一定的降压作用。坎地沙坦可使高压、低压下降，对有脑血管障碍的原发性高血压患者的脑血流量无影响。初始剂量通常为 4 mg，每日 1 次，常用剂量为 4~16 mg。一般服药 3~4 小时后达到药效峰值，服药 2~4 周达到最大降压效果。

替米沙坦：心血管疾病的高危人群，如心肌梗死、脑卒中、糖尿病患者，使用替米沙坦可以降低心血管疾病死亡、脑卒中、心肌梗死住院等风险。初始剂量通常为 40 mg，每日 1 次，常用剂量为 40~80 mg。一般服药 0.5~1 小时后可达药效峰值，服药 4~8 周达到最大降压效果。

奥美沙坦：降压效果最强，肝肾功能不全者不需要调整剂量。初始剂量通常为 20mg，每日 1 次，常用剂量为 20~40 mg。一般服药 1~2 小时后可达药效峰值，服药 1~2 周达到最大降压效果。

厄贝沙坦：国家批准用于治疗高血压合并 2 型糖尿病肾病的患者。初始剂量通常为 150 mg，每日 1 次，常用剂量为 150~300 mg。一般服药 1~1.5 小时后可达药效峰值，服药 4~6 周达到最大降压效果。

沙坦类药物适用于轻、中、重度高血压患者，优先选用的人群包括高血压合并左室肥厚、高血压合并心功能不全、高血压合并心房颤动、高血压合并冠心病、高血压合并糖尿病肾病、高血压合并微量白蛋白尿或蛋白尿、高血压合并代谢综合征及不能耐受普利类降压药患者（图 83）。

禁忌证：妊娠高血压患者、高血钾或双侧肾动脉狭窄。

不良反应：低血压，肾功能不全患者、糖尿病患者、服用保钾利尿剂如螺内酯的患者，如用沙坦类降压药要注意监测血钾和肾功能。

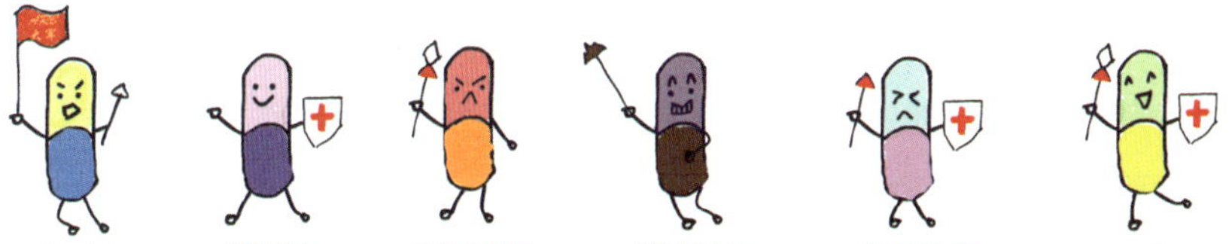

图 83

用药小贴士

①普利类降压药和沙坦类降压药不能联合服用，因为它们共同作用于肾素－血管紧张素－醛固酮系统（RAAS），联合服用会使副作用大大增加。

②“沙坦”类药物通常在 3~6 周才会产生最佳降压效果，在用药时不必急于调整药物剂量，应该结合医嘱，合理用药。

噻嗪类利尿剂　噻嗪类利尿剂的降压作用主要是在肾脏的远曲小管上“动手脚”。具体来说，就是阻止钠离子（Na^+）和氯离子（Cl^-）这对“小伙伴”一起被重新吸收回血液中，使尿液中钠离子和氯离子的含量增加，尿液中离子多了，会吸引更多的水分，增加尿液排出量，促使血管内水分减少，降低血管压力。简单来说，就是让身体多余的水分和盐分能够更顺畅地排出体外。

氢氯噻嗪是噻嗪类利尿剂的原型药物，也是临床上最为常用的一种。

此类药物降压起效较平缓，作用持久，服药 2~3 周后作用达到高峰。较少单独使用，常作为联合用药的基本药物使用。一般以中小剂量（每日 12.5~25 mg）作为初始剂量。若中小剂量氢氯噻嗪治疗未能使血压达标，不建议继续增加剂量，研究显示氢氯噻嗪与地平类、普利类或沙坦类合用可显著增加后者的降压作用，可用小剂量，每日 6.25~12.5 mg。

噻嗪类药物适用于老年高血压、难治性高血压、心力衰竭合并高血压、盐敏感性高血压（高盐摄入引起的血压水平显著升高）等患者（图 84）。

禁忌证：痛风患者，严重肾功能不全、妊娠、低钾血症者。

不良反应：低血钾症、血糖水平升高、尿酸水平升高、血脂水平升高、体位性低血压。

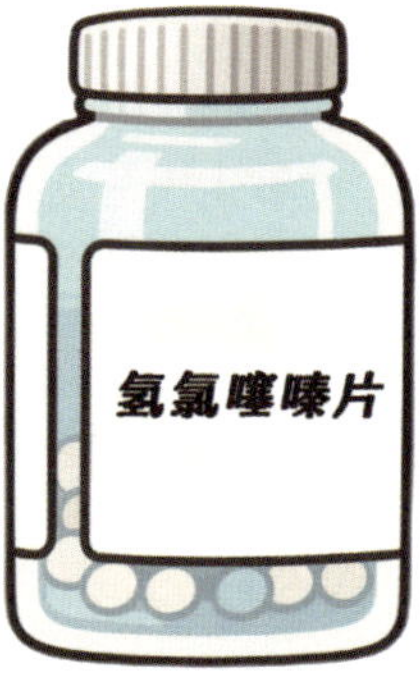

图 84

用药小贴士

①服药期间应少吃糖分和胆固醇高以及油腻的食物。

②开始用药 2 ~ 4 周后检测血液电解质。若患者无低血钾表现，此后每年复查 1 ~ 2 次即可。

③利尿剂与 β 受体阻断药联合应用可能增加糖尿病易感人群的新发糖尿病风险，因此，应尽量避免这两种药物联合使用。

●选择降压药的原则

高血压是一种需要长期管理的慢性疾病，合理用药是控制血压和预防并发症的关键。应严格遵医嘱、按时按量服药，切勿自行停药或更改剂量。任何停药或减量的决定都应在医生的指导下进行，以防止血压反弹或出现并发症。

选择降压药的原则是有效降压、长效平稳、保护器官、副作用小。

有效降压 药物应能有效降低血压，这是选择降压药物的首要原则。不同的降压药物对不同人群的效果可能存在差异，因此需要根据患者的具体情况选择合适的药物。

长效平稳 最好选择一天吃一次的长效降压药，这样省事，也不容易忘记服药，服药依从性比较好；而且作用时间相对较长，控制血压会更加平稳。而短效降压药不但需要一天吃多次，而且药物在体内的浓度不够稳定，容易造成血压波动。

保护器官 当高血压合并糖尿病、心率快、冠心病、心衰、肾病等，尽量选择能保护器官的降压药，这样不但能降血压，还能够预防动脉粥样硬化、减轻蛋白尿、控制糖尿病、保护心脏、预防心衰、降低死亡率。

副作用小 所有的降压药都有副作用，一定要学会观察药物有没有发生副作用。如果药物没有发生副作用，那么就能长期服用；如果发生了不可耐受的副作用，那就需要尽快换药。

具体选择哪一种降压药，必须根据患者的血压和心率，以及是否合并糖尿病、心脑血管疾病、肾病等来确定，有时候甚至要选择多种降压药，才能实现血压达标。需再次强调的是，服用降压药后不要指望短期内血压变平稳，长效降压药需要 2 周以上才能达到明显的降压效果。每一种降压药都可能是最好的降压药，只不过是针对不同人群罢了。

如果患者服用的降压药满足上述 4 个条件，那就是好的降压药！

● 体位性低血压

高血压患者在使用部分降压药后，可能会发生体位性低血压。体位性低血压也叫直立性低血压，是指从躺着、蹲着或坐着突然站起来时，血压突然下降，收缩压下降超过 20 mmHg 或者舒张压下降超过 10 mmHg 或血压下降幅度超过 30% 的情况，容易出现头晕目眩、站立不稳及视物模糊等症状。

患者在服用降压药后，一定要注意是否在站立过程中出现头晕、难受等不适症状，一旦发生这些症状，要迅速做到“一呼、二扶、三坐卧”，以防跌倒发生危险（图 85）。

“一呼”是指及时向周围人求救，告知自己当前的症状，进而寻求帮助。

“二扶”是指扶住就近的餐桌、床头或沙发靠背等固定物体，避免身体失去平衡。

“三坐卧”是指降低身体重心，缓慢坐下或卧倒，等待身体恢复正常。

最后，如果不适症状长时间不能消除，应及时就医治疗。

降压防晕三部曲

降压服药需谨慎，起身太急头易晕。

一呼二扶三坐稳，急救口诀记心头。

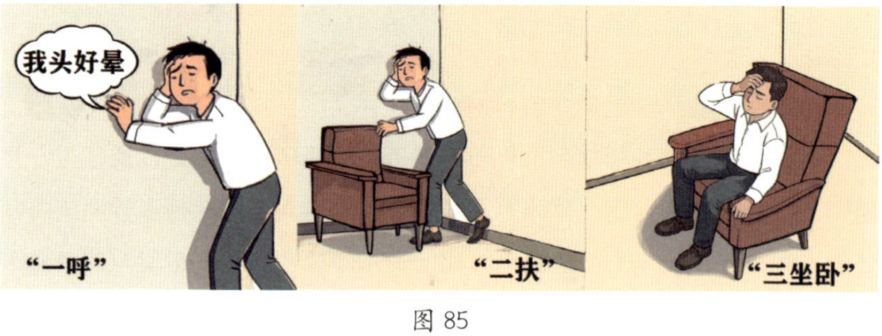

图 85

2. 防治动脉粥样硬化

主动脉夹层患者中，很多人本身就存在动脉粥样硬化的问题。动脉粥样硬化就像是隐藏在血管里进行慢性侵蚀的“潜行破坏者”，会让血管壁上长出“斑块”，这些斑块就像血管里的“垃圾”，会让血管变窄、变脆，削弱主动脉壁的结构，增加主动脉夹层扩张或复发的风险。因此，对于主动脉夹层治疗后的患者而言，积极防治动脉粥样硬化显得尤为关键。这是巩固手术成果、降低远期并发症风险、改善患者整体预后的关键，包括控制血压、调节血脂、控制血糖，养成健康生活方式（如戒烟限酒）以及定期体检等。

● 调节血脂

血脂异常，特别是高胆固醇和高甘油三酯水平，是动脉硬化和高血压的重要诱因之一，对于主动脉夹层治疗后的患者而言，调节血脂显得尤为重要。调节血脂的方法包括合理饮食、适量运动、遵医嘱用药和定期复查等。其中，药物治疗是不可或缺的一环，本部分将重点阐述。在药物治疗方面，调脂药物是降低血脂水平的关键，能有效地降低血液中的胆固醇和甘油三酯含量，保护血管壁，从而减少动脉硬化和高血压的风险，降低主动脉夹层复发的风险。

他汀类药物　他汀是最常用的降脂药，它能够有效抑制肝脏合成过多的“坏胆固醇”（低密度脂蛋白胆固醇），从源头上减少“垃圾”的产生；帮助清理已经沉积在血管壁上的斑块，就像专业的清洁工一样，慢慢清除这些危险的“垃圾堆积”；还能加固这些斑块，防止其破裂引发危险。通常建议在主动脉夹层治疗后，尤其是合并高脂血症或动脉粥样硬化风险的患者中使用他汀类药物。常用药物包括阿托伐他汀、瑞舒伐他汀等。初始剂量可根据患者血脂水平和耐受性调整，目标是将低密度脂蛋白胆固醇（LDL-C）控制在 <1.8 mmol/L（图 86）。

阿托伐他汀剂量：10 mg/ 次，每日一次，起始剂量每天 10 mg，最大剂量每天 80mg。

瑞舒伐他汀剂量：5~40 mg，每日一次，开始治疗时应从 5 mg 开始，需要时增至 20~40 mg，不宜开始时直接用 40 mg。

辛伐他汀剂量：10 mg/ 次，每日一次。

普伐他汀剂量：10~20 mg/ 次，每日一次。

洛伐他汀剂量：20 mg/ 次，每日一次。

氟伐他汀剂量：20 mg/ 次，每日一次。

匹伐他汀剂量：1~2 mg/ 次，每日一次。

禁忌证：活动性肝病、妊娠期和哺乳期妇女、肌病患者不宜使用此药物。

不良反应：皮疹，恶心、便秘、腹泻等消化系统症状，头晕、头痛等神经系统症状，肌肉疼痛、乏力。

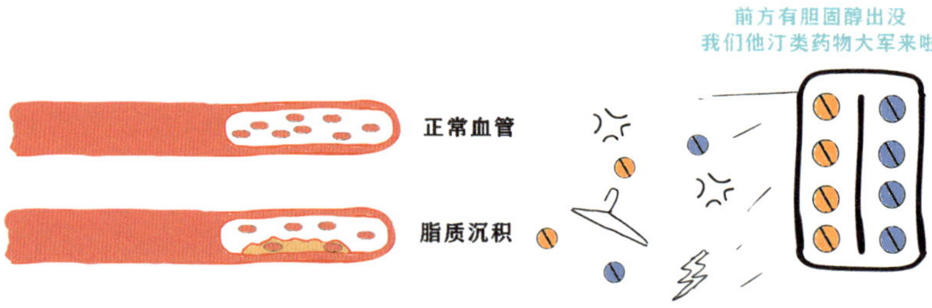

图 86

用药小贴士

①他汀类药物通常建议每日服用一次，晚上服用时低密度脂蛋白胆固醇降低幅度可稍有增多，可于晚餐后或临睡前服用。

②长期服用他汀类药物需定期复查血脂四项、肝功能、肌酶、血糖。此外，在使用瑞舒伐他汀的过程中，可能出现尿微量白蛋白升高，因此长期口服该药物建议随访肾功能和尿微量白蛋白。

③服用辛伐他汀、洛伐他汀、阿托伐他汀期间，尽量避免食用葡萄柚（西柚），因其会干扰这类他汀类药物的代谢，增加不良反应风险。

④若与氨氯地平合用，辛伐他汀、洛伐他汀的剂量不应超过 20 mg/ 日；若与替格瑞洛合用，辛伐他汀、洛伐他汀的剂量不应超过 40 mg/ 日。

每种药都有各自的特点，可以根据不同的情况选择用药。在治疗中应充分发挥他汀类药物的作用，做到早期、足量、合理使用。

依折麦布　胆固醇是动脉粥样硬化的主要“元凶”之一。依折麦布是一种能有效降低胆固醇水平的药物（图 87）。它通过抑制肠道对胆固醇的吸收，就像一个“守门员”，守在肠道门口，阻止胆固醇进入血液。这样一来，血液中的胆固醇水平就会降低，血管也更健康。依折麦布常与他汀类药物联合使用，尤其适用于他汀单药治疗效果不佳的患者。通常剂量为 10 mg，每日一次，可在一天中的任意时间服用，空腹或与食物同服均可。

不良反应较少，但需注意与其他药物的相互作用。

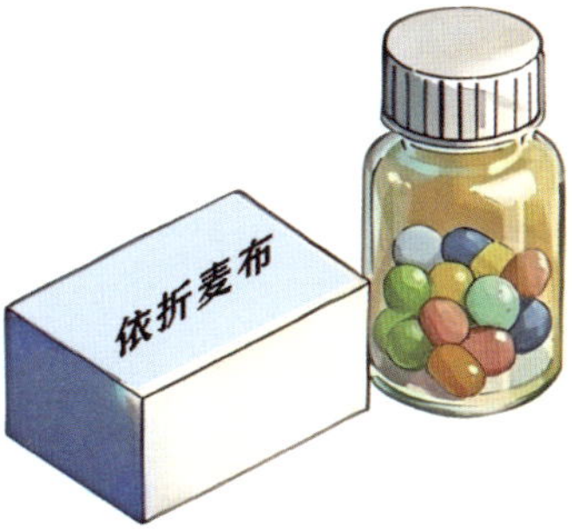

图 87

用药小贴士

①依折麦布会影响部分实验室检查结果。在服药期间就医时，患者必须告诉医护人员正在服用此药。

②当本品与他汀类药物联合应用时，应先进行肝功能测定。

● 抗血小板治疗

血栓形成是动脉粥样硬化发展过程中的“隐形催化者”，它就像血管中的“路障”，会阻碍血液的正常流动。抗血小板治疗能够有效减少血栓的形成，从而间接降低动脉粥样硬化的风险。针对主动脉夹层术后合并冠脉搭桥或冠心病、相关动脉病变等危险因素的患者，通常需要服用抗血小板药物——阿司匹林（图 88）。阿司匹林就像是一位“血小板管理员”，能阻止血小板“扎堆”（即聚集），避免它们在血液中集结成血栓。这样一来，就能减少如心肌梗死、脑卒中这类与动脉粥样硬化密切相关的不良事件。对于大多数患者，建议的口服剂量为每日 75~10 mg（低体重人群低至 50 mg/ 日），每日固定时间服用（如早餐后），以减少胃肠道刺激。

不良反应：恶心、呕吐、上腹部不适或疼痛等胃肠道不适，长期或大剂量使用可致消化道溃疡、出血；皮肤瘀斑、鼻衄、牙龈出血等出血风险增加；长期或大剂量使用可能对肝肾功能造成损害，需定期监测肝肾功能指标。

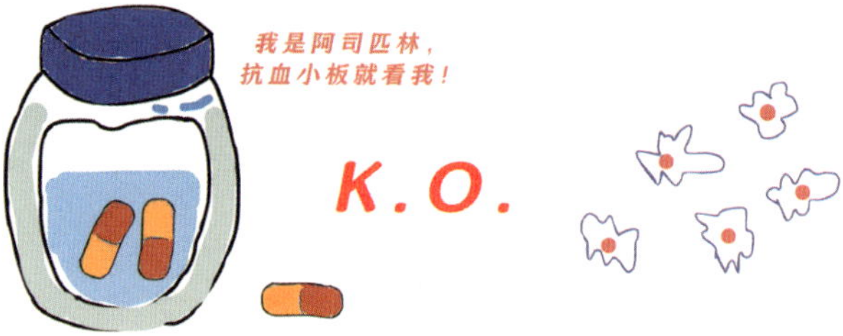

图 88

用药小贴士

①由于阿司匹林可能增加出血的风险，应注意观察是否有牙龈出血、鼻出血等迹象，并及时反馈给医生。

②如果不小心漏服阿司匹林，漏服时间在常规服药时间的 12 小时之内，应立即补服一次标准剂量，并按照常规服药时间服用下一次剂量。如果已经超过 12 小时，则下次按原计划服用标准剂量，无须剂量加倍。千万不要为了补服而一次服用双倍剂量，这样可能会对身体造成伤害。

③吃东西的时候，尽量避免吃得太油腻或者太辣，这些可能会影响阿司匹林的吸收。

④在服用阿司匹林期间，需要定期到医院进行血常规、凝血功能等监测，以确保用药安全。

●控制血糖

高血糖就像是血管里的“甜蜜负担”，它不仅会加速血管内壁形成硬化斑块，还会不断“刮伤”血管内膜，引发慢性炎症，让血管逐渐失去弹性，变得更脆弱。对于做过主动脉夹层手术的患者来说，血管本身已经受过重创，如果血糖长期失控，相当于给受伤的血管“火上浇油”，会显著增加血管再次撕裂或破裂的风险。所以，把血糖控制好了，能减少动脉粥样硬化的进展，让血管更健康，降低复发的可能，还能提高术后的生活质量，让身体更健康，寿命也更长。

理想的血糖水平 主动脉夹层患者治疗后，血糖控制目标需要根据患者是否合并糖尿病以及个人健康状况进行调整（表5）。

常见降糖药物 主动脉夹层治疗后，患者选择降糖药物需要优先考虑具有心血管保护作用的药物。以下是推荐的降糖药物类型及常见用法。

表5 不同人群的血糖水平

人群分类	空腹血糖（FPG）	餐后2小时血糖（2 hPG）	糖化血红蛋白（HbA1c）
非糖尿病患者	4.4~6.1 mmol/L（80~110 mg/dL）	<7.8 mmol/L（140 mg/dL）	目标值：<7.0%
合并糖尿病患者	4.4~7.0 mmol/L（80~126 mg/dL）	<10.0 mmol/L（180 mg/dL）	<7.0%，根据个体情况可适当放宽至<8.0%
老年患者或合并严重并发症患者	5.0~8.0 mmol/L（90~144 mg/dL）	<11.1 mmol/L（200 mg/dL）	<8.0%，根据个体情况可适当放宽至<8.5%

二甲双胍：主动脉夹层合并糖尿病的患者，术后通常首选二甲双胍作为降糖药物。它就像是一个“血糖管家”，给肝脏按下了“减速键”，不让肝脏过度生产并释放太多葡萄糖到血液里。它还能让身体的其他组织（如肌肉、脂肪），变得更容易接受胰岛素这位“信使”的指令，更高效地吸收和利用葡萄糖，让血糖稳稳地降下来。除此之外，二甲双胍还是个“血管卫士”，能帮助减少主动脉的炎症，就像是给血管内部涂上一层“保护膜”，防止血管壁受损，减缓动脉粥样硬化的进程。二甲双胍分为普通片、缓释片和肠溶片三种（图 89）。

普通片：初始剂量每次 0.5 g，每日两次，或每次 0.85 g，每日 1 次。如需增加剂量，可逐渐增至每日 2 次，每次 2 g，但成人每日最大剂量通常不超过 2.5 g。建议在饭后服用，以减少胃肠道反应。

缓释片：每日 1 次，每次 0.5 g，最好在晚餐时服用。剂量调整也需遵循医生的建议。

肠溶片：初始剂量每次 0.25 g，每日两次。如需增加剂量，可逐渐增至每日 3 次，每次 0.25 g，成人每日最大剂量通常不超过 1.8 g。通常在餐前服用，因为肠溶片对胃部没有刺激。

用药小贴士

①二甲双胍应整片吞服，禁止嚼碎口服，以免影响药效。

②服药期间应避免饮酒，因为酒精可能加重药物的低血糖效应。

③长期服用二甲双胍的患者应定期复查肝肾功能，以确保药物的安全性。

④长期服用二甲双胍可能导致维生素 B_{12} 缺乏，因此建议适量增加富含维生素 B_{12} 的食物摄入，如动物肝脏、肉类、乳制品等。

⑤对于存在肝肾功能不全、严重感染、重伤、大手术后等情况的患者，以及孕妇和哺乳期妇女，应慎用二甲双胍或在医生指导下使用。

图 89

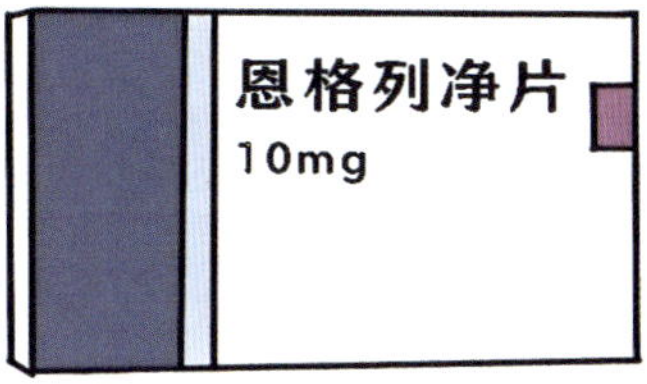

图 90

SGLT-2 抑制剂：如恩格列净适合于 2 型糖尿病患者，尤其是合并了冠心病、心衰等心血管疾病和慢性肾脏疾病的人群（图 90）。这类药就像是给身体安装了一个“智能开关”，能够阻止肾脏把多余的葡萄糖重新吸收回血液里，这样一来，多余的糖分就会随着尿液排出体外，帮助我们把血糖降下来。这类药物不仅能有效控制血糖，还能减少炎症反应和动脉粥样硬化，对心血管系统有保护作用的推荐起始剂量为每日 10 mg，早晨服用，空腹或进食后均可。

用药小贴士

①恩格列净应每天在同一时间服用，以确保药效的稳定发挥。

②如果忘记服药，应尽快补服。但如果已接近下一次服药时间，则跳过此次剂量，不要双倍服用，以避免药物过量。

③由于恩格列净可能导致尿路感染和生殖器真菌感染等副作用，患者应注意个人卫生，保持会阴部清洁干燥，并定期复查。

胰岛素：对于血糖控制不佳的患者，胰岛素是重要的补充治疗手段。虽然胰岛素本身对主动脉夹层的保护作用有限，但通过严格控制血糖，可以减少高血糖对血管的进一步损伤。可以根据医生的建议，选择合适的胰岛素类型，如速效胰岛素、短效胰岛素、中效胰岛素、长效胰岛素或预混胰岛素（图 91）。

GLP-1 受体激动剂：如司美格鲁肽是一种新型降糖药物，适用于在饮食控制和运动基础上，接受二甲双胍和/或磺脲类药物治疗血糖仍控制不佳的成人 2 型糖尿病患者（图 92）。它一方面能“催促”胰岛素分泌出来，降低血糖；另一方面又能“阻止”胰高血糖素的释放，避免血糖升得太高。这样一来，血糖就被稳稳地控制住了。不仅如此，司美格鲁肽还能减少那些会引起身体发炎的物质，就像是给主动脉管壁穿上了一层“保护衣”，让心血管更加健康。通常以注射剂的形式使用，起始剂量通常为每周 0.25 mg 皮下注射，并根据患者的耐受情况和血糖控制需求逐渐调整剂量。

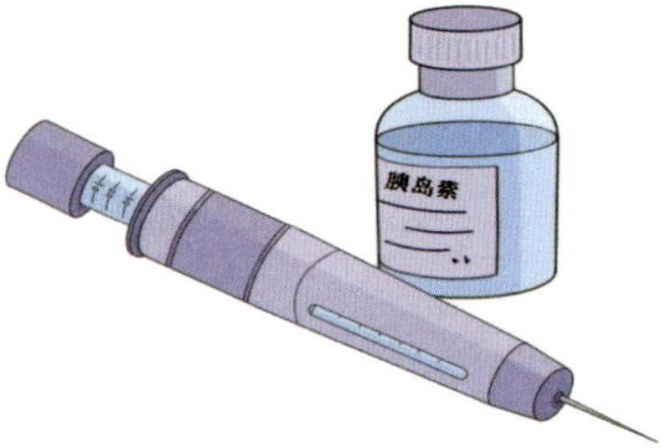

图 91

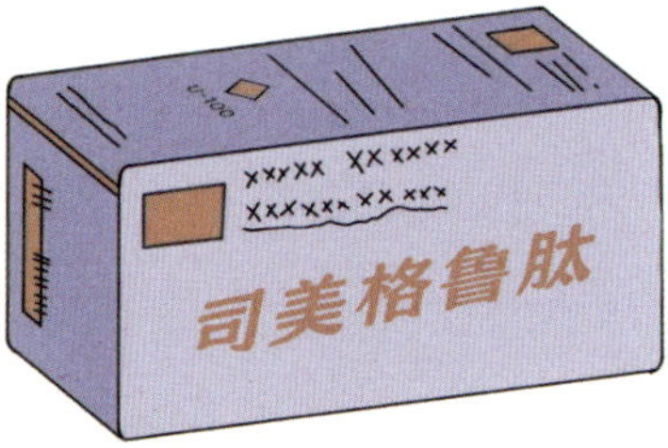

图 92

● 戒烟限酒

戒烟并避免二手烟暴露　主动脉夹层发病与血管变脆、血压高有很大关系。烟草里的尼古丁、焦油这些物质会让血管变得紧绷绷的，像吹气球吹过了头，血管壁就容易破。而且，这些物质还会在血管里留下“垃圾”，让血管变得更窄、更硬。

所以，主动脉夹层治疗后一定戒烟，二手烟也要避免接触。这样，血管才能慢慢恢复健康，不再那么容易出问题。

限制酒精摄入　酒精对主动脉夹层患者来说，也得格外小心。喝酒太多，血脂就会往上蹿，血脂高了，血管里就容易堆积“油泥”，让血管变得更堵、更硬。而且，酒喝多了，血压也会跟着升高，心脏就得加班加点地工作。

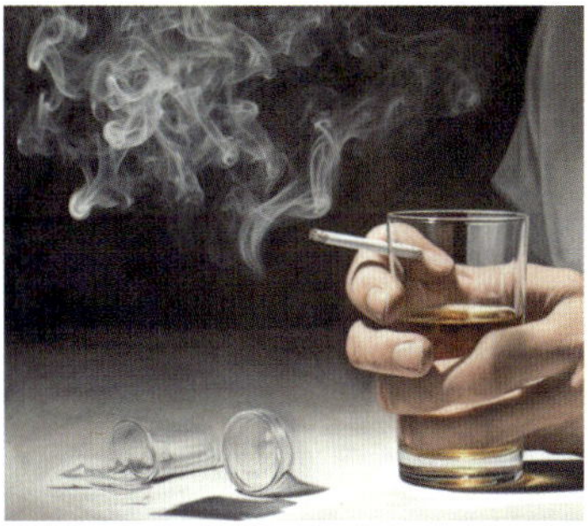

图 93

所以，实在忍不住想要喝酒，必须控制一个度。可以选择度数较低的，极少量喝。白酒别超过一杯（大约 50 mL），葡萄酒别超过两杯（大约 100 mL），啤酒别超过一瓶（大约 300 mL）。但最好还是一点都不喝，毕竟健康最重要（图 93）！

● 定期随访

血脂检查　常见的血脂检查有 7 项，总胆固醇、甘油三酯、低密度脂蛋白胆固醇、高密度脂蛋白胆固醇、载脂蛋白 A1、载脂蛋白 B、脂蛋白 a。其中前四项是成人体检中的必备项目（表 6）。

随访时间：服用调脂药物患者，需要进行严密的血脂监测。首次服用

表 6　血脂检查常见项目及参考值

项目	参考范围
总胆固醇	3.1~5.2 mmol/L
甘油三酯	0.56~1.70 mmol/L
低密度脂蛋白胆固醇	0~3.4 mmol/L
高密度脂蛋白胆固醇	男性：1.0~1.8 mmol/L 女性：1.2~1.9 mmol/L
载脂蛋白 A1	1.0~1.6 g/L
载脂蛋白 B	0.6~1.1 g/L
脂蛋白 a	0~300 mg/L

调脂药者，应在用药 6 周内复查血脂、转氨酶和肌酸激酶。如血脂能达到目标值，且无药物不良反应，逐步改为每 6~12 个月复查 1 次；如血脂未达标且无药物不良反应者，每 3 个月监测 1 次。如治疗 3~6 个月后，血脂仍未达到目标值，则需调整调脂药剂量或种类，或联合应用不同作用机制的调脂药进行治疗。每当调整调脂药种类或剂量时，都应在治疗 6 周内复查。

血糖检查　包括空腹血糖、餐后 2 小时血糖、糖化血红蛋白等（表 7）。

随访时间：对于非糖尿病患者，建议每 3~6 个月检查一次空腹血糖和糖化血红蛋白。如果患者合并糖尿病或应激性高血糖，检查频率可能需要更高。

表 7　血糖检查常见项目及参考值

项目	参考范围
空腹血糖	3.9~6.1 mmol/L
餐后 2 小时血糖	<7.8 mmol/L
糖化血红蛋白	<7.0%

3. 马方综合征术后注意事项

作为一种遗传性疾病，马方综合征患者主动脉壁天生就比正常人要薄弱。即使经过手术治疗，患者的主动脉还是比较脆弱，可能会再次出现问题，比如主动脉进一步扩张或者再次发生夹层。这就像是我们修补了一个破损的水管，由于水管本身的质量不太好，所以需要特别小心，防止它再次破损。

对于马方综合征患者来说，术后康复管理不仅要面对身体上的限制，比如避免剧烈运动，还要承受心理压力。因为他们知道自身病情的复杂性，可能担心病情会再次恶化，或者手术后的效果不理想，等等。因此，术后需要更全面、更长期的综合管理。

运动锻炼

对于马方综合征患者来说，高强度的体力劳动或剧烈运动就像给已经脆弱的主动脉“加压”，可能会让它扩张得更快。就像一根失去弹性的橡皮筋，如果再用力拉扯，它可能会突然断裂。所以，为了保护主动脉，延缓病情发展，治疗后的马方综合征患者需要控制运动量。

但话说回来，“生命在于运动”，适量的运动对我们的整体健康非常重要。如果长期不运动，身体又会变得虚弱，抵抗力也会下降，甚至可能导致心情变差，不愿意和人交往。那么，对于马方综合征患者来说，如何找到一个既安全又有效的运动量就成了一个大问题。

运动锻炼原则

①避免剧烈运动或 Valsalva 动作。马方综合征患者的血管比正常人要脆弱，需终生避免高强度、冲击力大的运动，比如猛地跳跃、深蹲等。Valsalva 动作就是当你在用力排便或者搬重物时，身体会自然地憋气并用力的类似状态。马方综合征患者应避免类似动作，如举重、屏气等，因为这些动作会让主动脉受到很大的压力。

②以低强度有氧运动为主。可以参加一些以低强度为主的休闲运动，如散步、游泳、瑜伽、高尔夫、保龄球、乒乓球等。这些运动既能锻炼身体，又不会给身体带来太大的负担。

③避免竞技运动。如篮球、足球、橄榄球、拳击这样的竞技运动，马方综合征患者最好避免参加。因为这些运动容易受伤，一旦受伤，可能会引发心血管方面的并发症。

推荐运动类型

①散步。散步是术后患者不错的选择。刚开始时，可以在平坦的路上慢慢走，距离短点，速度也慢点，根据自己的感觉逐渐增加距离和速度。

②慢速游泳。游泳是一种全身性的有氧运动，对心血管系统有很好的锻炼作用。但需要注意控制游泳的速度和强度，避免过度用力。同时，在

游泳过程中要保持呼吸顺畅，避免憋气。

③瑜伽和太极拳。轻柔的动作有助于提高身体柔韧性和平衡能力。但做动作的时候要小心，别太使劲地拉伸或扭转身体。

④骑自行车。骑自行车也是一种很好的运动方式。但要注意选择平坦的道路，避免爬坡或急转弯等高强度动作。同时，骑自行车时要佩戴头盔，以确保安全。

注意事项 可以适当增加运动的频率，但需缩短每次运动的持续时间，运动后的心率控制在100次每分钟之内。术后患者应避免过度劳累，运动过程中如出现胸闷、心悸、呼吸困难等症状，应立即停止运动并就医。特别注意的是，治疗后仍遗留主动脉残余病变的马方综合征患者，最好还是选择以散步为主的低强度运动方式。

● 药物管理

华法林 马方综合征患者的心脏，其“水泵出口闸”（主动脉根部）往往会扩张，而“水泵闸门”（主动脉瓣）也可能无法紧密关闭。因此，手术往往需要同时置换新的主动脉瓣。术后，为了防止血液中血栓形成，避免主动脉再次出现问题，患者通常需要服用华法林这种抗凝药物。

华法林是一种防止血液凝固的药，俗称“血液稀释剂”（图94）。如果装了机械瓣膜，那就得一直服用华法林来保持血液不那么容易凝固。而如果是装了生物瓣膜，一般情况下术后服用3~6个月。华法林会阻止身体里一个叫维生素K的东西发挥作用，这样血液里用来凝固的成分就生成得慢了，血液凝固的时间就变长了，从而能预防血栓的形成。其初始剂量通常设定在1~3

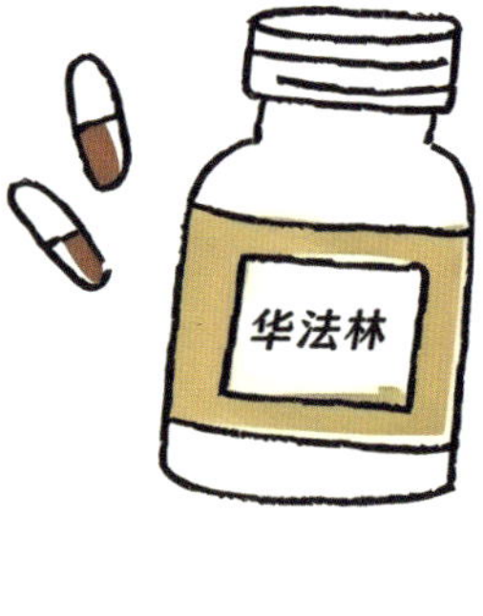

图94

用药小贴士

①服用华法林的时候，一定要按照医生给出的剂量，每天固定一个时间，如晚上 8 点，准时服用。如果不小心忘了，4 小时之内赶紧补上，如果已经过了 4 小时，那就不再服用，第二天再按平常时间服用就行。

②平常的饮食也要留意，有些食物会让华法林的效果变差，特别是那些维生素 K 较多的食物，如菠菜、西兰花、动物肝脏等。

③出院后随访与 INR（国际标准化比值）监测。INR 是临床上常用的凝血功能检测指标之一，它能提示血液凝固情况，有助于医生调节华法林的剂量。以下是具体的监测规律。

初期密集监测：出院后的前几周，由于身体还在适应华法林的治疗，INR 值可能波动较大。因此，建议每周进行一次 INR 检测，以便及时调整华法林剂量确保其在安全有效的范围内。

逐渐延长监测间隔：随着身体逐渐稳定，INR 值趋于平稳，监测间隔可以逐渐延长。通常，在 INR 值连续几次稳定后，可以改为每两周监测一次。随后，如果一切继续顺利，可以进一步延长至每月监测一次。

长期监测计划：即使 INR 值已经稳定，也需要长期监测以确保华法林的治疗效果。建议每年至少进行四次（每季度一次）的 INR 检测，并根据医生的具体建议进行调整。

紧急情况处理：如果在两次监测之间出现任何异常症状，如出血、淤青、呼吸困难，应立即就医并告知医生正在使用华法林。

mg 之间，具体剂量需根据患者的个体差异及医生的专业建议进行精细调整。

β 受体阻断药和血管紧张素Ⅱ受体阻断药 马方综合征患者在接受手术后，往往需要服用两种药物来帮助身体恢复：一种是 β 受体阻断药，另一种是血管紧张素Ⅱ受体阻断药。这两种药物就像是身体的“减压阀”，能够减轻主动脉上血流带来的压力，保护主动脉血管，帮助心脏更好地工作，减少心血管并发症风险。

β受体阻断药：通过让心跳变慢、心脏肌肉用力减少，降低血压，减轻主动脉壁的负担，就像是给主动脉“减压”和“放松”。这样一来，主动脉就不会那么快地变大或扩张。

常用药物：美托洛尔、阿替洛尔等。

注意事项：需定期监测心率和血压，避免心率过慢或血压过低；部分患者可能会出现疲劳、头晕等副作用，需在医生指导下调整剂量。

血管紧张素Ⅱ受体阻断药：通过阻断血管紧张素Ⅱ与受体结合，降低血压，同时阻止与马方综合征有关的信号——TGF-β（我们可以把它想象成一种“生长指令”）出现异常，这个“指令”出问题会让主动脉壁变得脆弱。

常用药物：氯沙坦、缬沙坦等。

注意事项：需监测肾功能和血钾水平，尤其是长期服用时；与β受体阻断药联合使用时，需注意血压的控制，避免过低。

● 情绪管理

研究发现，马方综合征的患者比普通人更容易出现焦虑和抑郁的情绪。这背后的原因主要有以下几点：一是，很多患者会担心主动脉夹层复发，这种心理压力一直伴随着他们。二是，马方综合征是一种遗传病，患者可能还会因为担心遗传给下一代而感到内疚或负担。三是，由于马方综合征可能影响外貌，如高挑的身材、长手长脚。这些特征，尤其是对青少年患者来说，可能会让他们对自己的外表感到不自信，甚至产生自卑心理。这些负面情绪不仅会影响患者的康复，还可能让身体处于一种紧张状态，增加并发症的风险。所以，对于马方综合征患者来说，术后的心理支持和情绪管理非常重要，帮助他们更好地面对疾病和生活。具体可以参考以下几种方式。

寻求专业心理支持 患上马方综合征，心里可能会感觉焦虑、压抑。这时候，可以寻找专业的心理咨询师，他们能给患者很大的安慰和帮助，减轻心理负担。

加入病友圈 加入马方综合征患者的交流群，可以和其他病友交流想法，互相打气，还能学到不少实用的应对方法。交流群就像一个温暖的大家庭，让患者不再觉得自己是一个人在战斗。

学会自我调节 面对压力和焦虑，可以尝试做些冥想、深呼吸，或者放松一下身体。这些方法就像给自己的心灵穿上了一层“盔甲”，让你更加坚强，也更加自信。

多和家人、朋友相聚 别把自己封闭起来，多和家人、朋友聊聊天、聚会，也可以选择参与志愿活动、社区活动或兴趣小组。这样不仅能让患者感到更加快乐，还能让自己的生活更加丰富多彩。

● 定期随访

马方综合征是一种遗传性结缔组织病，它可能会影响身体的很多系统，包括心血管系统、骨骼系统等。所以，做过手术的患者需要格外小心，要定期去医院复查。

影像学检查 每6个月或1年进行CTA或MRI，可以清楚地观察到主动脉大小变化，早点发现和处理可能的问题，如主动脉变宽或者夹层复发。

超声心动图 至少每年做1次超声心动图检查，评估心脏功能、主动脉瓣功能以及主动脉根部的情况，帮助早期发现主动脉瓣反流、主动脉根部扩张等问题。

其他检查 马方综合征患者还应定期进行眼科检查，预防眼部并发症；同时，关注骨骼系统的异常表现，必要时进行相应的治疗。

● 生育指导

了解遗传风险 马方综合征是常染色体显性遗传病，75%的患者由遗传所致，若父母中有一方携带该突变基因，子女有50%的概率遗传该疾病。在确定是否有生育计划时，可提前了解病症的遗传风险，以更好地应对将来可能发生的相关问题。

产前遗传咨询 在决定生育之前，建议咨询遗传学专家。遗传咨询可以帮助了解家族中是否有类似疾病的情况，通常需要了解三代以内的亲属（如父母、祖父母、外祖父母、兄弟姐妹等）的健康状况，从而评估疾病遗传的风险。此外，遗传咨询还能提供降低遗传风险的建议。例如，试管婴儿技术可以在胚胎植入前进行遗传学诊断，筛选出健康胚胎，从源头彻底阻断致病基因向子代传递。

重视妊娠风险 对于女性马方综合征患者来说，怀孕可能会加重心脏负担，增加主动脉夹层破裂等严重并发症的风险，这不仅威胁到妈妈的生命，也会影响到胎儿的健康。因此，如果有生育的计划，建议在孕前进行全面的主动脉影像检查（如 CTA），在怀孕期间定期随访监测主动脉的情况。

孕期监测与干预 如果已经有孕，建议尽早进行基因检测，可以通过介入性产前诊断手段（如绒毛、羊水或脐血基因筛查）来排除胎儿携带致病基因的可能性，从而达到优生的目的。

生育是人生中一件非常重要的决定，对于马方综合征患者来说，这个决定需要更加慎重。因为孩子可能会遗传这个疾病，从而承受更大的痛苦。所以，在决定生育之前，请务必充分了解风险，并与家人、医生和遗传专家共同讨论。

七、术后康复常见误区

1. 误区一：过度保护，限制活动

很多患者和家属以为，主动脉夹层手术风险很高，术后需要特别小心，甚至不敢让患者多动，生怕病情复发。有的患者回到家后，几乎足不出户，连日常活动都尽量减少（图 95）。

正确认识 其实，主动脉夹层手术后，无论是开胸手术还是微创手术，夹层的原发破口已经被修复，患者完全可以恢复正常生活，甚至从事一些

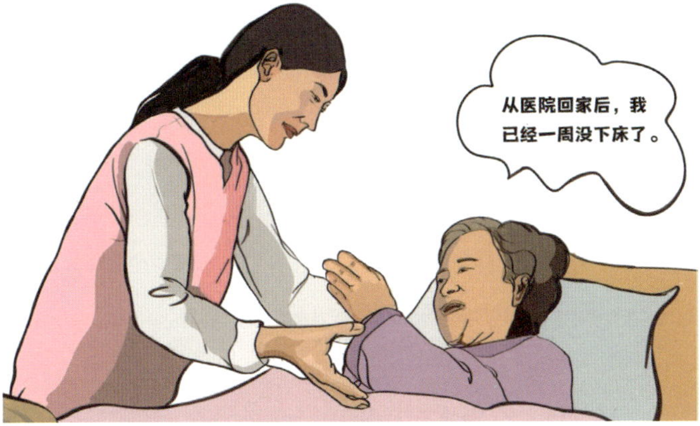

图 95

轻体力活动。适当的活动不仅能帮助身体恢复，还能改善心情，有助于控制血压。所以，患者和家属不必过于紧张，要鼓励患者适当活动，但要避免剧烈运动。

2. 误区二：盲目补充营养，忽视饮食管理

有些家属认为，患者术后需要“大补”，于是盲目地给患者吃很多营养品，甚至大鱼大肉地给患者补充营养（图 96）。

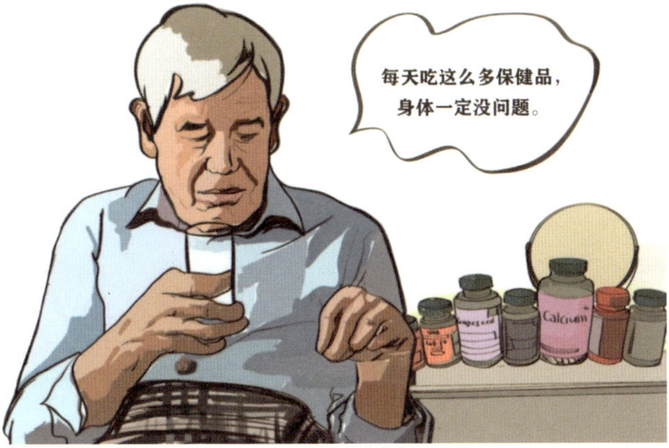

图 96

正确认识 术后饮食应该清淡、易消化，营养均衡。多吃富含优质蛋白质（如瘦肉、鱼、豆类），维生素（如新鲜蔬菜和水果）和矿物质的食物。避免油腻、辛辣或刺激性食物，这样既能满足身体恢复的需要，又不会增加负担。同时，家属可以根据患者的口味偏好，让患者吃得开心、吃得健康。

3. 误区三：一劳永逸，忽视定期随访

很多患者认为，手术成功了，夹层被消灭了，手术前的疼痛全都没有了，跟正常人完全一样了，不用定期去医院复查了（图 97）。

正确认识 主动脉夹层是一种很“凶险”的疾病，手术虽然能拆解主动脉夹层这个“炸弹”，但术后还需要好好“保养”。定期随访就像是给身体做“体检”，医生可以检查主动脉的恢复情况，确定有没有新的夹层、支架有没有移位，还能及时发现其他可能的问题，提前处理，防止病情恶化。

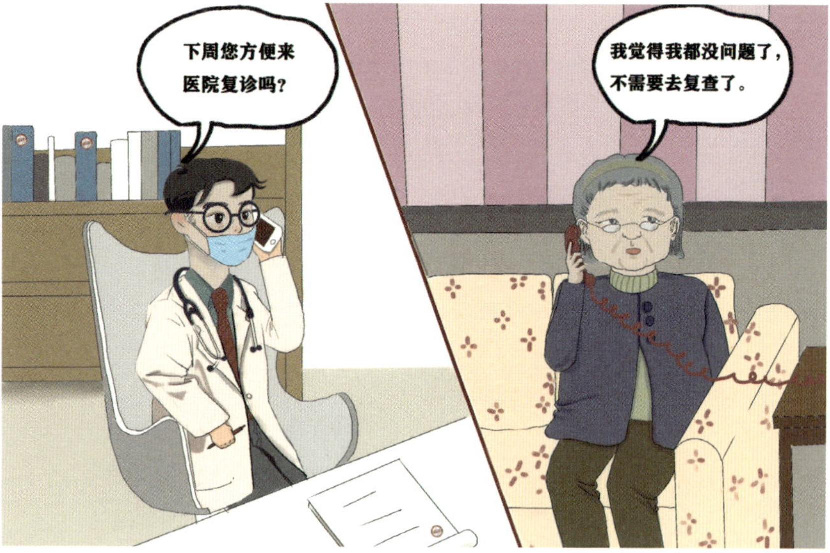

图 97

PART 7

夹层预防大作战：打造坚不可摧的健康堡垒

主动脉夹层这颗“隐形炸弹”，往往以其迅猛的发病速度和缺乏明显预兆的特点令人措手不及，其极高的死亡率更是让人闻之色变。然而，尽管这种疾病看似不可预测，但事实上，主动脉夹层的发生是有原因的，它与高血压、动脉粥样硬化、先天性血管病（如马方综合征）、阻塞性睡眠呼吸暂停综合征、不良生活习惯（长期抽烟喝酒）、不良情绪等密切相关。针对高危病因重点预防，可以降低主动脉夹层的发病风险。因此，我们推荐通过整体的健康管理措施来有效预防主动脉夹层，包括血压监测、均衡饮食、戒烟限酒、控制体重、规律锻炼、心理疏导和定期体检。预防胜于治疗，特别是主动脉夹层这种突发的灾难性疾病（图 98）。我们应意识到预防的重要性，坚持不懈地执行健康管理措施，定期进行体检，一旦身体出现“预警信号”，立即就医，筑牢预防主动脉夹层的关键防线！

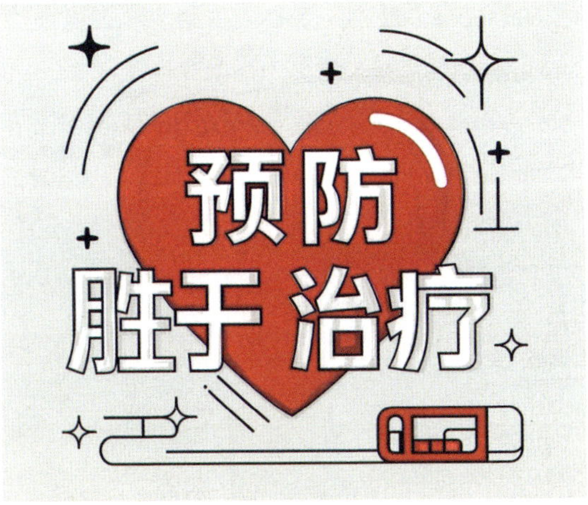

图 98

一、血压监测常态化，做好健康“守门神”

长期未得到有效控制的高血压是主动脉夹层的一个重要诱发因素，据不完全统计，约 50.1%~75.9% 的主动脉夹层患者有高血压病史。在我国，高血压的知晓、治疗及控制率均偏低，许多人因日常无明显不适而忽视血压管理。长期的高血压状态，会导致主动脉壁变得薄弱，主动脉的“内衣”（内膜）难以抵挡高压，一旦血压出现剧烈波动（如情绪激动或用力排便等），可能瞬间诱发主动脉夹层。因此，常态化监测血压是预防主动脉夹层的关键，有助于提前发现血压的异常波动，并在医生的指导下采取有效的干预措施。

1. 血压多高算高血压

当前，我国在评估血压水平时，主要将其划分为正常血压、正常高值以及高血压三大类。为了更细致地管理血压，可根据诊室测量的血压值，将高血压进一步细分为 1 级、2 级和 3 级。依据最新的《中国高血压防治指南（2024 年修订版）》，可以参考以下表格来判断自己的血压水平（表 8）。

2. 不同人群血压控制目标

高血压是主动脉夹层重要的一个诱发因素，那么血压到底降到多少才安全呢？是不是有适用于所有人的统一标准呢？实际上，血压控制目标会因不同的人群和身体状况而有所差异。以下是不同人群的推荐降压目标（表 9）。

3. 日常血压监测频率

为了预防主动脉夹层，不同人群的血压检测频率应根据其健康状况进行调整。对于 18 岁及以上的健康成年人，建议每周至少测量 1~2 次血压；对于有主动脉夹层家族史、高血压、动脉粥样硬化、阻塞性睡眠呼吸暂停、超重或肥胖、高盐饮食、长期吸烟饮酒、长期精神紧张、体力活动不足等主动脉夹层高危人群，建议每天测量 1~2 次血压。

表 8　基于诊室和家庭的血压分类及判断标准

基于诊室血压的血压分类和高血压分级（mmHg）		
分类	收缩压	舒张压
正常血压	<120 和	<80
正常高值	120~139 和 / 或	80~89
高血压	≥ 140	≥ 90
1 级高血压（轻度）	140~159 和 / 或	90~99
2 级高血压（中度）	160~179 和 / 或	100~109
3 级高血压（重度）	≥ 180 和 / 或	≥ 110
单纯收缩期高血压	≥ 140 和	<90
单纯舒张期高血压	<140 和	≥ 90
注：当收缩压和舒张压分属于不同级别时，以较高的分级标准		

基于诊室血压、家庭血压和动态血压的高血压诊断标准		
血压类型	测量方式	收缩压 / 舒张压（mmHg）
诊室血压	非同日 3 次规范化测量诊室血压，3 次测量的全部血压值	≥ 140 和 / 或≥ 90
家庭血压	连续5~7 天规范化测量家庭血压，所有测量血压读数的平均值	≥ 135 和 / 或≥ 85
动态血压	24 小时平均值	≥ 130 和 / 或≥ 80
	白天（或清醒状态）的平均值	≥ 135 和 / 或≥ 85
	夜晚（或睡眠状态）的平均值	≥ 120 和 / 或≥ 70

表 9 不同人群的推荐降压目标

不同人群	推荐降压目标
正常成年人	<130/80 mmHg
无合并症、年龄 <65 岁的高血压患者	<130/80 mmHg
65~79 岁的高血压患者	<130/80 mmHg
≥ 80 岁的高血压患者	先将收缩压降至 <140 mmHg，如能耐受可降至 <130 mmHg
高血压合并房颤患者	<130/80 mmHg
高血压合并冠心病患者	<130/80 mmHg
高血压合并心衰患者	<130/80 mmHg
高血压合并糖尿病患者	<130/80 mmHg
尿蛋白≤ 300 mg/d 的慢性肾病非透析患者	先将收缩压降至 <140/90 mmHg，如能耐受收缩压可降至 <130 mmHg
尿蛋白 >300 mg/d 的慢性肾病非透析患者	先将收缩压降至 <130/80 mmHg，如能耐受收缩压可降至 <120 mmHg

4. 特殊时期监测频率

● 情绪波动或压力增大

情绪波动时，交感神经兴奋会导致血压升高、心率加快，进而增加主动脉壁的压力；压力增大时，身体会释放激素（如肾上腺素和去甲肾上腺素），导致血管收缩和血压升高，从而增加主动脉夹层的发生风险。因此在经历重大生活事件、工作压力增大或情绪波动时，应增加血压监测次数，以便及时发现并应对血压异常，预防主动脉夹层。

● 季节变换

多项研究表明，急性主动脉夹层的发病率具有明显的季节性变化，在冬季，急性主动脉夹层的发生率较其他季节增加了51.9%，其中，与夏季相比，其发生率增加了89%。当日平均气温低于24℃时，气温每下降1℃，急性主动脉夹层的相对风险增加2.7%。这种现象可能与气温变化导致的血压波动和血管痉挛有关。因此，在寒冷季节或气温变化较大时，应注意保暖措施，增加血压监测次数，以降低主动脉夹层的发生风险。

● 孕晚期

孕晚期血容量比未怀孕时增加约30%，左心室每搏输出量显著增加，主动脉壁受到的冲击力增大，形成主动脉夹层的风险增高。此外，孕晚期体内孕激素水平升高，可能导致血管壁的弹性和结构发生变化，进一步加剧了主动脉夹层的风险。因此，在孕晚期应增加血压监测频率，以应对妊娠期生理变化带来的主动脉夹层风险。

5. 正确的血压测量方法

血压具体要怎么测量呢？记住“定时间、定体位、定部位、定血压计”的四定原则（图99）。

● 定时间

每次测量血压的时间最好固定不变。血压昼夜变化多呈双高峰一低谷：早上6点到8点出现第一个高峰，此后血压趋于平稳，下午4点到6出现第二个高峰，夜间2:00—3:00降至最低。在两个高峰时间段内测量血压可以了解一天内血压的最高值。建议早晚各量2~3次，取平均值，必要时可以采用24小时动态血压监测。

● 定体位

平卧位或坐位。在测量过程中不要改变体位、不要挪动身体、不要讲话聊天。采取坐位测血压时身体应挺直，双脚平放于地面，手臂伸直放在高度适宜的桌子上，使佩戴袖带的上臂与心脏处于同一水平线。

● **定部位**

建议测量双上臂血压。测量上臂血压时应选用大小合适的袖带，袖带下缘应在肘窝上 2.5 cm（约两横指）处，松紧合适，以袖口可插入 1~2 指为宜。

● **定血压计**

电子血压计使用期间应定期校准，每年至少 1 次。

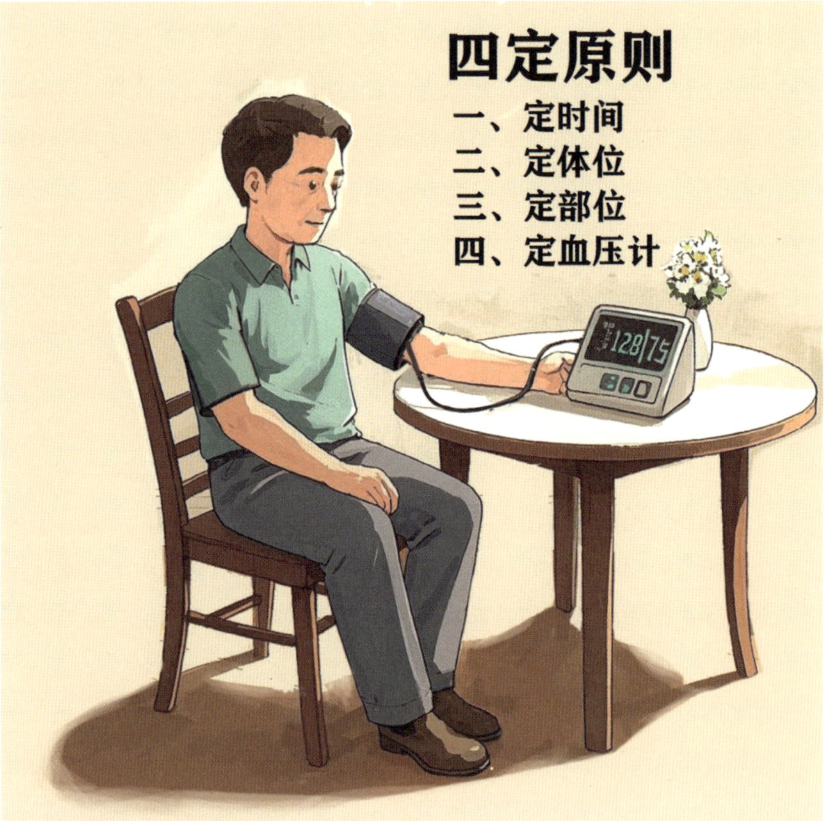

图 99

6. 血压监测注意事项

●血压计的选择

首选上臂式电子血压计，其准确性高、操作简便。如血压计有自动传输、记录功能更佳，可以实时监测和记录血压数据，作为医生调整治疗方案的参考依据。

●正确的测量时机

应在早上、晚上测量血压，早上血压测量应在起床后 1 小时内进行，并选在服用降压药物、吃早餐、剧烈活动之前。晚间血压测量在晚饭后、上床睡觉前进行。

●测量体位及时间

每次测量应在坐位休息 5 分钟后，测 2~3 次，每次测量间隔 1 分钟，取后两次读数平均值记录；如果收缩压或舒张压的 2 次读数相差 5 mmHg 以上，应再次测量。

●测量前先排尿

无论是早上还是晚上，测量血压前都应该先排尿，因为憋尿可能造成血压读数偏高约 10~15 mmHg。

7. 定期记录并追踪

● 建立血压日记

无论是高血压患者，还是没有高血压或者处于高血压临界值的患者，都应养成记录血压值的习惯。每次测量后都要详细记录测量血压的日期、时间和具体血压读数。这有助于识别血压变化的规律，为医生调整治疗方案提供依据。

● 定期专业评估

除了自我监测外，还应定期（如每季度或半年）到医院进行专业血压评估，利用医疗设备获取更精确的血压数据，同时接受医生的健康指导。

二、饮食要点超重要，“美食特工”控三高

各位读者朋友们请注意！这不是演习！您体内的血管高速公路正在遭遇“三高路霸”打劫！长期的高血压会增加主动脉壁的压力，导致血管壁损伤和动脉硬化，为主动脉夹层的发生埋下隐患；高血脂会加速动脉粥样硬化的进程，进一步加剧血管壁的脆弱性；而高血糖则损害血管内皮细胞，使血管壁更易受损。现在请立即启动“美食特工计划”，让我们用舌尖上的智慧智取“三高”，降低主动脉夹层的发生风险（图 100）。

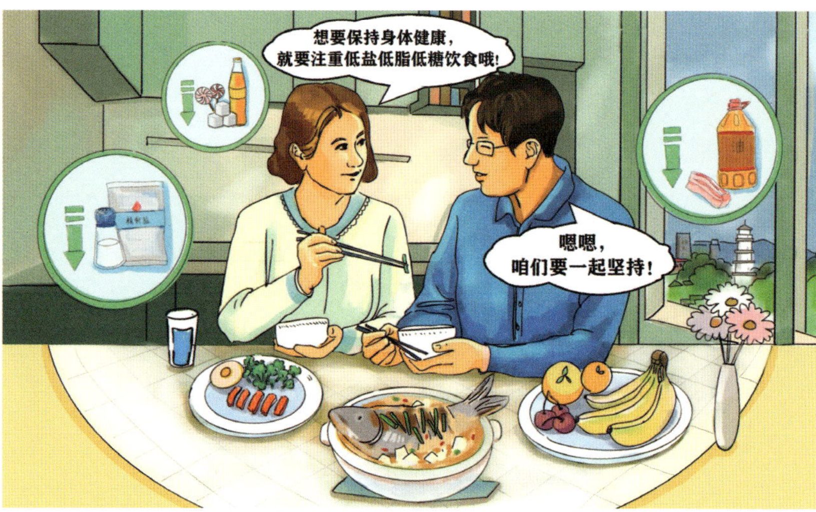

图 100

1. 控盐大作战，守护血压“平稳线”

中国人的高盐饮食问题较为突出，据中国疾病预防控制中心的统计数据，我国 18 岁及以上居民的人均每日烹调盐摄入量为 9.3 g，远超世界卫生组织和《中国居民膳食指南》的推荐量。高盐饮食是引发高血压的重要因素之一，长期摄入高盐饮食，会导致血压持续升高，进而加重主动脉壁的压力，使主动脉的“内衣”难以抵抗高压而容易“撕裂”，形成主动脉夹层。

低盐饮食是指合理控制日常饮食中的食盐摄入量。食盐的主要成分是氯化钠，是食物烹饪或加工食品的主要调味品，低盐饮食的重点就是要限钠。世界卫生组织要求每天食盐量＜5 g（含钠约 2 000 mg），我国推荐食盐量每天＜6 g（含钠约 2 400 mg），而“三高”患者每天食盐量 3~5 g（含钠约 1 200 ~ 2 000 mg）。通过低盐饮食，可以有效地维持健康的血压水平，减轻主动脉血管壁的压力，进而降低罹患心血管疾病和主动脉夹层的风险。

● 如何做到低盐饮食？

每日总量，可视量化 可以根据家庭人口数计算出每天所需的食盐总量，用盐勺量取好放在盐罐，分配到一日三餐中，每餐定量使用食盐。假设家里有 3 口人，一天的食盐总量就是 18 g，那么一餐的食盐量就是 6g。

设小目标，逐步减量 如果平时习惯重口味饮食，突然调整为清淡饮食，必然是不适应的。那么可以分步走，先设立几个小目标，可以在掌握日常每天的食盐个人用量基础上，每餐减少 5%~10% 的量，适应 2~6 周后，再减少 5%~10%，循序渐进，逐渐降低摄入量来达到每日食盐摄入量小于 6 g 的目标，让味觉逐渐适应低盐饮食。

用酸辣等调味代替钠盐 多用醋、具有酸味的天然食物（如柠檬、番茄等）和不含盐的调味品（如花椒、辣椒、葱、姜、蒜等）来弥补口感（图 101）。此外，还可以尝试使用香草（如罗勒、迷迭香、百里香），香料（如咖喱粉、孜然、肉桂），黑胡椒，白胡椒等来增添香气和风味。利用蘑菇、香菇、海带、昆布等食材的天然鲜味，也能提升菜肴的层次感。

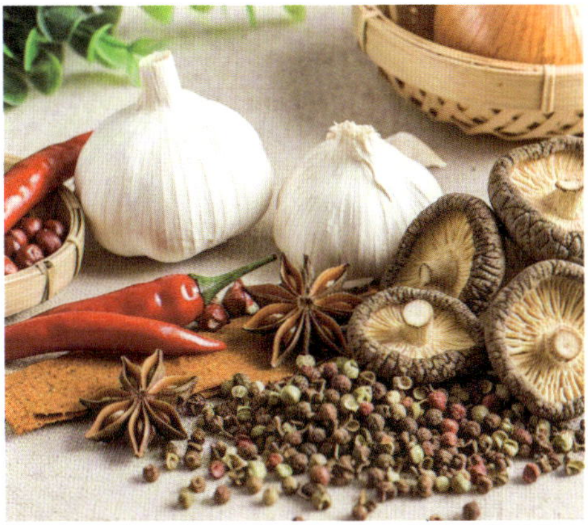

图 101

改变放盐时机　一入锅就放盐或炒菜中间放盐，食盐就会很容易渗透到食材内部，在尝菜的时候会感觉咸度不够而增加放盐量。炒叶菜时可以临出锅前放盐，烹饪质地较密、不容易入味的根茎类食材（土豆、扁豆等）时，可以在食材八九成熟的时候放盐。

避免过多食用隐藏的钠盐　有些食物不咸，但内部却藏了很多盐和味精。每 100 g 味精中含盐量为 20.7 g（含钠约 1 000 mg），远高于人们印象中很咸的豆瓣酱、辣酱等。蜜饯、果干、薯片等吃起来没什么咸味的食物，其实也是藏盐大户。所以不要认为口感不咸就能不忌口，一不小心摄盐量就超标了。

低盐并非无盐　低盐饮食并不意味着完全无盐，而是要在控制盐分摄入的同时，保持适量的盐分以满足身体的基本需求。虽然高盐饮食不健康，但无盐饮食也是不推荐的。盐中的钠离子对于维持体内的水平衡、神经传导、肌肉收缩等方面都起着至关重要的作用。长期无盐饮食，可能导致食欲缺乏、全身乏力等症状。

● 食盐的日常计量

在日常生活中，合理控制食盐用量是低盐饮食的关键。我们可以通过一些简单的方法来估算盐的用量。以下是常见餐具大约能装多少食盐的量：一平勺瓷勺的盐量大约是 12 g，同样大小的瓷勺装酱油则相当于 3 g 食盐；一个平放的啤酒瓶盖所能容纳的食盐量约为 5~6 g，一个平放的可乐瓶盖的盐量大约为 10 g；轻轻撮起一小撮盐，大约三个手指尖的量，约为 2~3 g（图 102）。

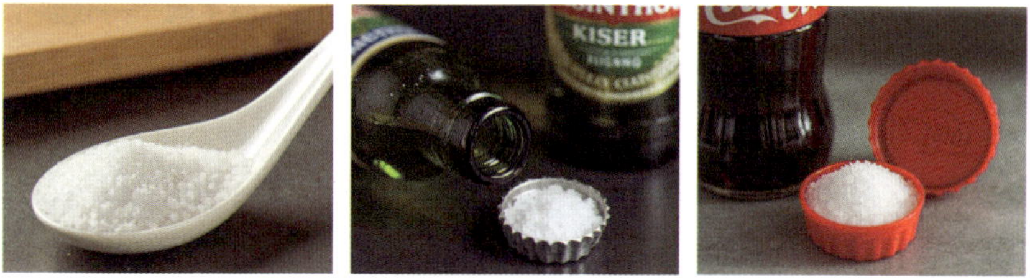

图 102

为了精确控制盐的摄入，使用限盐勺或限盐瓶都是有效可行的工具。限盐勺专门用于测量和控制每次烹饪或用餐时加入的盐量，可选用能精准衡量（1 g或2 g）的盐勺，同时也便于携带使用。限盐瓶则是通过特殊的瓶盖或瓶身设计，控制盐的流出量（约0.5 g），从而限制每次使用的盐量，适合在家庭或餐厅使用，能在多次使用中持续控制盐的摄入量，且通常容量较大，便于储存。选择哪一种限盐工具，主要取决于个人的使用习惯和具体需求（图103）。

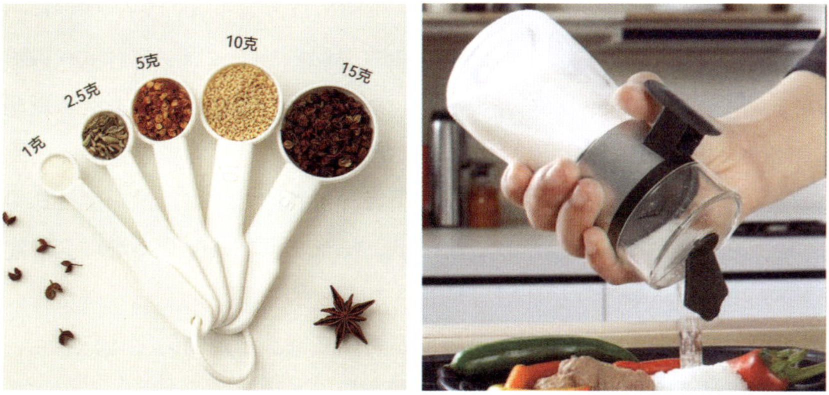

图 103

2. 拒绝“油腻”，清理血液“垃圾堆”

在主动脉夹层患者中，血脂代谢紊乱较为常见，且与疾病严重程度和预后相关。血脂异常会导致主动脉这根“水管”内不断堆积“污垢”（如胆固醇、脂肪和其他物质），加重主动脉血管内皮功能受损，使血管壁慢慢变得粗糙，就像水管里散落着许多淤泥，导致主动脉血管壁增厚、变硬，引发动脉粥样硬化，进而促成主动脉夹层的形成。低脂饮食是指减少饮食中脂肪的摄入量，特别是饱和脂肪和反式脂肪。在这种饮食模式下，脂肪所提供的热量被控制在摄入总热量的20%~30%（通常为35%~40%），或全天脂肪摄入量少于50 g。通过低脂饮食，可以有效控制血脂水平、预防动脉粥样硬化和降低主动脉夹层的风险。

●低脂饮食膳食要求

烹饪方式有讲究 低脂饮食应选择健康的烹饪方式，如蒸、煮、炖、焖、拌、急火快炒等。这些烹饪方法相较于油炸、油煎等方式，能够显著减少油脂的使用量。同时，食材切割不宜过细，以减少食材与油脂的接触面积，进一步降低脂肪摄入。

烹调用油要选对 推荐使用富含不饱和脂肪酸的低脂食用油，如橄榄油、茶籽油、菜籽油、葵花籽油等；尽量减少使用富含饱和脂肪酸的动物油脂，如牛油、猪油等。每日烹调用油量应控制在25 g以内，相当于2.5汤匙的量。同时，烹调的油温不宜过高，烹调时间不宜过长，否则会加快不饱和脂肪酸的氧化速度，导致食物中的营养成分大量流失。

控制餐量，规律进餐 定时定量用餐，每餐的食物摄入量应保持相对稳定，避免饥饿时暴饮暴食或过度节食，每餐吃到七八分饱即可。一般建议每天安排3~5餐，包括正餐和适量的加餐，如在两餐之间吃一些水果、酸奶等。同时，尽量减少零食的摄入，特别是高糖、高脂的零食；避免在睡前吃夜宵，以免影响睡眠质量和体重控制。

肉类选择要合理 相较于牛肉、羊肉等红肉，鱼虾、鸡胸肉等白肉脂肪含量更低，且富含优质蛋白质和不饱和脂肪酸，有助于降低心血管疾病的风险（图104）。在日常饮食中，应以白肉作为主要的肉类摄入来源。红肉可以适量食用，因为红肉中含有一些白肉所缺乏的营养素，如铁质等。在食用红肉时，建议选择瘦肉部分，并采用健康的烹饪方式，如炖、煮、蒸等，以减少脂肪和胆固醇的摄入。

蔬菜品种要多样 在选择蔬菜时要兼顾叶菜、瓜菜和菌藻等多种类型（图105）。叶菜富含叶绿素、维生素C、叶酸和膳食纤维，对促进肠道蠕动、增强免疫力有重要作用，因此应作为蔬菜摄入的主要部分。深色蔬菜如菠菜、西兰花、紫甘蓝等，通常含有更多的维生素、矿物质和抗氧化物

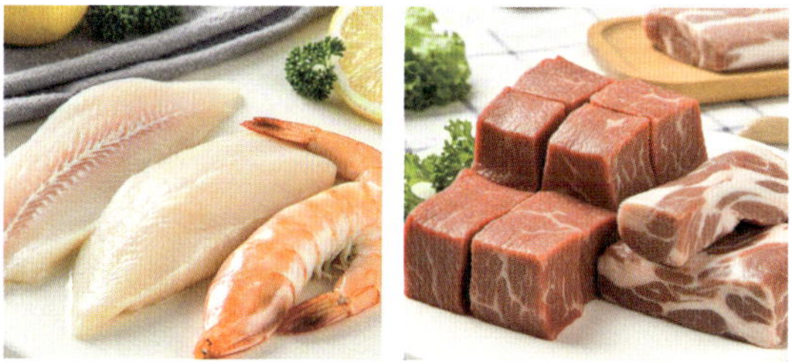

图 104

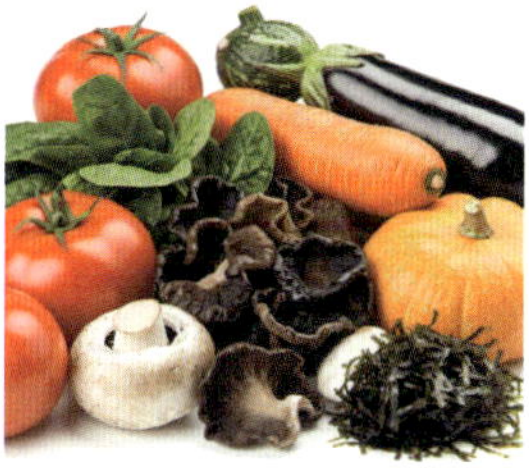

图 105

质，营养价值更高。建议深色蔬菜在蔬菜总摄入量中占比达到1/2，以获取更全面的营养保障。同时，要注重蔬菜颜色的丰富性，尽量选择多种颜色的蔬菜搭配食用。此外，菌藻富含的多糖、氨基酸、矿物质以及微量元素，对于调节血脂、增强人体免疫力、抗肿瘤等方面具有积极作用，因此将菌藻巧妙融入日常饮食，不仅能增添风味，更是促进健康的不二选择。

粗细搭配更减脂 传统的精制米面在加工过程中损失了大量的膳食纤维和营养成分，容易导致血糖快速上升，且饱腹感较差，不利于减脂。相比之下，全谷类食物如燕麦、糙米、全麦面包等，保留了谷物的麸皮、胚芽和胚乳，含有丰富的膳食纤维、B 族维生素和矿物质；杂豆富含蛋白质、膳食纤维和多种微量元素；薯类则含有丰富的淀粉、膳食纤维和维生素 C。粗粮食物中的膳食纤维不仅可以促进肠道蠕动，加速脂肪的排泄，还能增加饱腹感，减少其他高热量食物的摄入。因此，建议在主食中加入约 1/3 的全谷、杂豆和薯类等粗粮，做到粗细搭配（图 106）。

● 低脂饮食宜选食物

谷类 以全麦面包、燕麦片、糙米等全谷物为主，它们富含膳食纤维和复合碳水化合物，脂肪含量低。

蛋白质类 脂肪含量较低的鸡胸肉，鱼肉（如三文鱼、鳕鱼）等瘦肉是优质蛋白质的良好来源，还有豆类及豆制品，如豆腐、豆浆，其富含植物蛋白，脂肪含量也较低（图 107）。

蔬菜水果 如西兰花、菠菜、生菜、黄瓜、苹果、橙子、柚子、蓝莓等，富含维生素、矿物质和膳食纤维，脂肪含量极低。

低脂奶制品 选择脂肪含量在1%~2%的牛奶或酸奶，既能提供蛋白质和钙，又能减少脂肪摄入。

● 低脂饮食应限制或避免的食物

油炸食品 如炸鸡、薯条、油条等，在制作过程中吸收了大量油脂，脂肪含量很高（图108）。

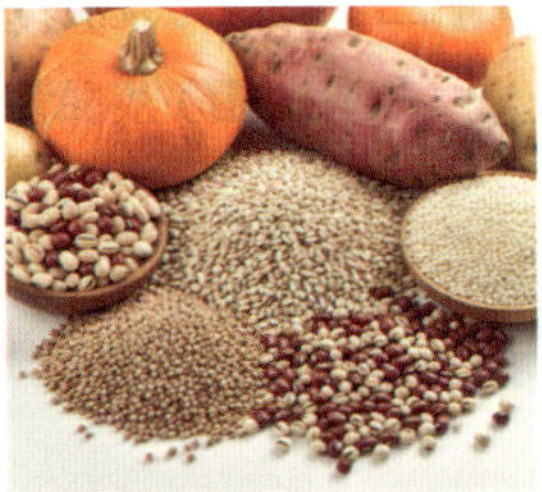

图106

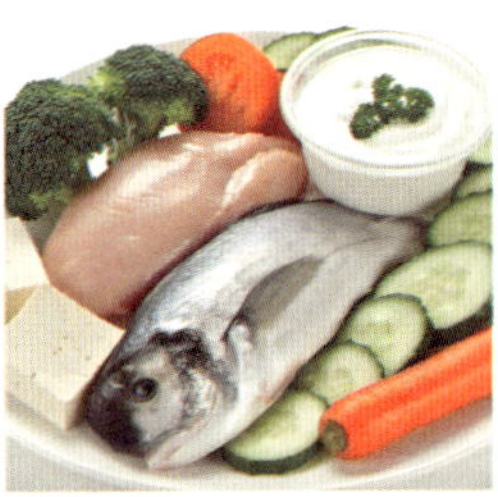

图107

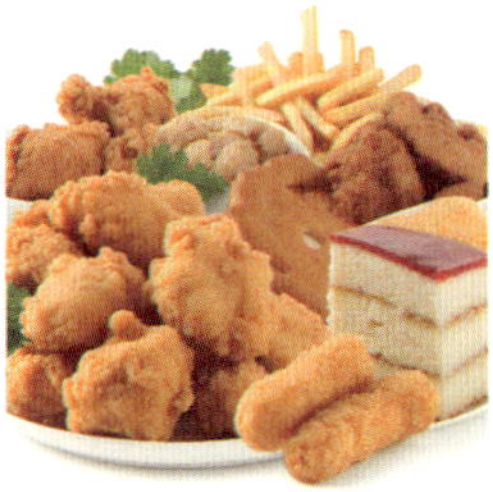

图108

动物脂肪 减少或避免食用猪油、牛油等动物油脂，以及肥肉、动物内脏等，这些食物富含饱和脂肪酸，会增加血液中胆固醇和甘油三酯的水平。

加工食品 许多加工食品，如饼干、蛋糕、方便面等，为了改善口感和延长保质期，通常添加了大量的油脂和糖分，应尽量少吃。

高油酱料 像蛋黄酱、沙拉酱等，脂肪含量较高，使用时应适量。

3. 掌握控糖秘籍，让“甜蜜”不再成负担

高糖饮食是加速动脉粥样硬化、增加主动脉夹层风险的重要因素。高糖饮食会让血糖像坐火箭一样飙升又骤降，让血管内皮细胞备受折磨，变得脆弱易伤，导致血液变得浓稠，加重血管壁所承受的压力。低糖饮食能有效稳定血糖水平，从而减少胰岛素抵抗，预防和控制糖尿病。此外，低糖饮食还能改善心血管健康，降低胆固醇和血压，减少炎症和动脉粥样硬化，进而降低主动脉夹层等心血管疾病的发生风险（图109）。

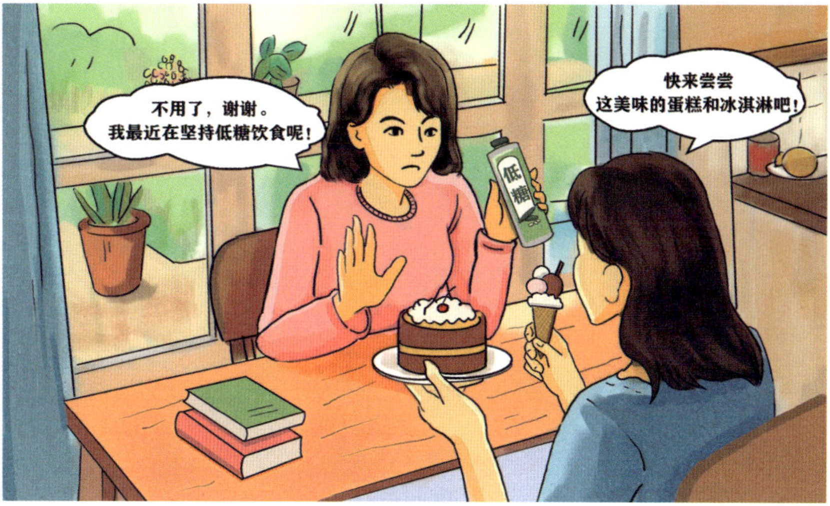

图 109

●低糖饮食的健康选择策略

学会阅读食品标签 首先，注意产品名称上是否标有“低糖”“无糖”字样，意味着该产品的糖分含量相对较低。其次，仔细阅读配料表，配料表上的原料和添加物是按用量多少排序的，用得较多的排在前面。因此，如果配料表中“糖”或含糖成分（如白砂糖、果糖、糖粉、麦芽糖、葡萄糖、果葡糖浆等）的排名靠前，说明该产品的糖分含量较高。同时，还要警惕那些可能含有隐藏糖分的成分，如果汁、果酱、玉米糖浆、转化糖浆等。此外，还可以查看营养成分表中的糖分含量，据低糖食品的标准，每 100 g 或 100 mL 的含糖量不高于 5 g 即可称为低糖。

选择天然低糖食物 优先选择天然的低糖食物，如蔬菜、水果、全谷物、豆类、坚果等（图 110）。蔬菜富含膳食纤维、维生素和矿物质，热量相对较低，是低糖饮食的优质选择。水果虽然含有一定的糖分，但其营养丰富，只要控制好摄入量，能够为身体提供必要的营养支持，常见的低糖水果包括草莓、柠檬、柚子、樱桃等。全谷物相较于精制谷物，保留了更

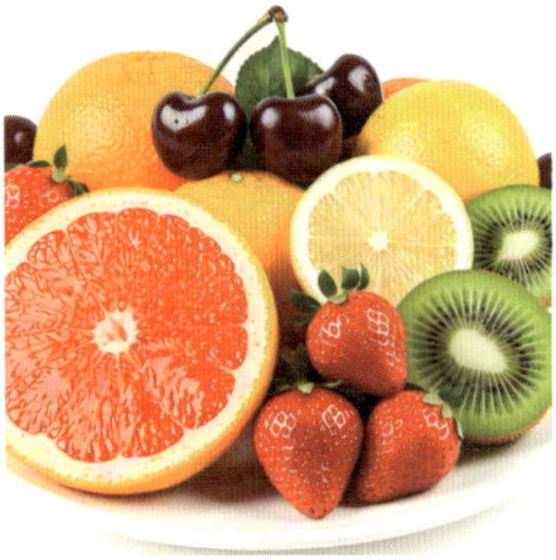

图 110

多的膳食纤维、维生素和矿物质，消化吸收速度较慢，有助于维持血糖的稳定。豆类和坚果含有优质蛋白质、健康脂肪以及丰富的膳食纤维，能够增加饱腹感，同时提供身体所需的各种营养成分，是理想的低糖健康食品。

合理搭配食物　在饮食中，注重食物的合理搭配能够进一步优化营养摄入，提高饮食的健康效益。例如，将富含蛋白质的食物（如瘦肉、鱼类、豆类、蛋类）与富含膳食纤维的蔬菜和全谷物搭配食用，可以减缓碳水化合物的吸收速度，避免血糖的大幅波动，同时保证身体获得足够的蛋白质、维生素、矿物质等营养素。此外，合理搭配不同颜色的蔬菜和水果，能够确保摄入更全面的植物化学物质，增强身体的抗氧化能力，保护身体健康。

● 低糖饮食的常见误区

误区一：所有糖都是不健康的　并非所有糖都是不健康的，自然糖与添加糖有本质区别。自然糖，如水果中的果糖、蔬菜中的葡萄糖以及牛奶中的乳糖，是自然界中食物本身所含的糖分，在人体内的代谢过程更为温和。而添加糖则是指人工添加到食品中的糖，如蔗糖、果葡糖浆等，其营养价值低，摄入过多会增加慢性病风险。在低糖饮食中，应限制添加糖的摄入，适量摄入自然糖。

误区二：完全不吃碳水化合物　完全不吃碳水化合物并不科学，虽然过多的糖分摄入可能对健康产生不良影响，但适量的碳水化合物摄入有助于保持血糖稳定、提供能量以及维持大脑和神经系统的正常运作。全谷物、蔬菜和豆类中含有丰富的复杂碳水化合物和膳食纤维，有助于稳定血糖和维持肠道健康。在低糖饮食中，应选择健康的碳水化合物来源，平衡膳食结构，避免极端的饮食方式，确保营养摄入的全面性。

三、戒烟限酒严行动，构建健康防护网

主动脉的“内衣”（内膜）对烟草的侵扰尤为敏感，烟草中的有害成分，如尼古丁、焦油、一氧化碳等，会直接损伤主动脉内膜的内皮细胞，导致细胞功能障碍和结构破坏。烟叶中的尼古丁会促使肾上腺“激素工厂”释放大量儿茶酚胺，使小动脉收缩，从而引发血压升高。吸烟还会让血液中的一氧化碳血红蛋白含量飙升，就像是给血液戴上了一层厚厚的“防氧面具”，加剧动脉内膜缺氧，还会刺激动脉粥样硬化不稳定斑块的破裂和脱落，导致主动脉的“内衣”（内膜）受损，增加主动脉夹层的风险。

酒精则是动脉硬化的“催化剂”，它能直接损害血管内皮细胞，促进脂肪在血管中的沉积，加速动脉粥样硬化的发展，使心血管系统整体功能下降，使主动脉夹层这一危机四伏的“隐形炸弹”也越发蠢蠢欲动。此外，酒精还能干扰降压药物的正常作用，使得血压难以得到有效控制，进一步加剧了主动脉夹层风险（图 111）。

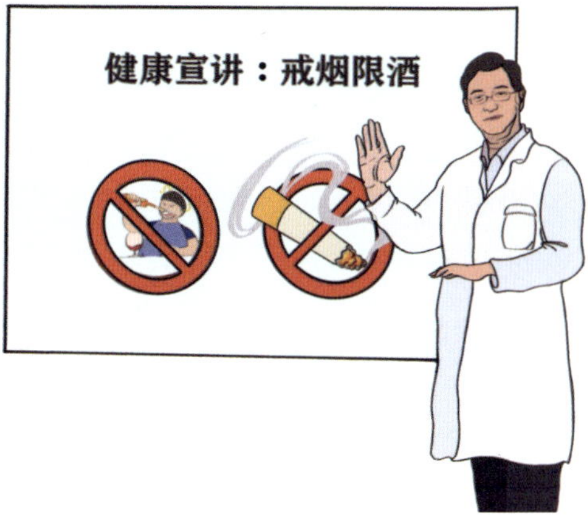

图 111

1. 有效戒烟策略：从决心到行动

● 直接戒断法

直接戒断法是戒烟的首选方法，就是选择一个日子，从那天起完全停止吸烟。研究表明，这种方法的戒断成功率最高，但是，这种方法可能会让戒烟者产生强烈的戒断症状，如情绪低落、失眠、易怒和焦虑，这是戒烟过程中最常出现的生理现象，应努力克服它，并通过保持健康的生活方式、寻求家人朋友支持、心理治疗等方法来度过戒断期。

● 逐渐减量法

逐渐减量法方式是减少每日吸烟量，直至完全戒掉。一般建议减量的第七天作为最后一天直接戒断，做到完全停止吸烟。开始减量之前，可以先制定一个戒烟计划，比如在日历上选择一天开始戒烟，并标注每天的减量标准，严格按照执行，再把之后每一个没有吸烟的日子都醒目地标注出来，这样也可以帮助减少复吸的可能。

● 尼古丁替代

使用尼古丁替代品，如尼古丁贴片、口香糖、喷鼻剂等。将尼古丁替代的剂量逐渐减少，直到不需要为止。研究发现，尼古丁替代疗法的成功率是吸烟者自己戒烟的 4 倍，它不仅可以减轻戒断症状，还能降低复吸率，提高戒烟成功率。

● 服用盐酸安非他酮

盐酸安非他酮是目前我国已被批准使用的戒烟处方药之一。该药不含尼古丁，却能缓解戒断症状和吸烟渴求。不过，这种药物需要在准备戒烟前就开始使用，因为其需要一周的时间才能在血液中达到稳定浓度，进而发挥效用。

2. 限酒实践指南：如何明智饮酒

想要最大程度地降低饮酒对主动脉夹层的潜在威胁，最理想的做法是完全避免饮酒。高血压是主动脉夹层最重要的高危因素之一，高血压患者一定要远离酒精！酒精就像潜伏在体内的“隐形威胁”，对于血压本就不稳定的高血压患者，饮酒极有可能引发血压大幅波动，在短期内会由于酒精所致的血管舒张使得血压下降，而长期摄入酒精则可能导致血压升高，增加主动脉夹层的风险，严重危害身体健康。

不过，生活中难免会有一些场合让人不得不饮酒。当面对这些特殊场合时，严格限制酒精摄入量就显得至关重要。中国营养学会提供了明确的饮酒量参考标准：成年男性一天的酒精摄入量最好不要超过 25 g，这大概相当于 750 mL 啤酒，或是 250 mL 葡萄酒，又或是 75 g 38° 的白酒，再或者是 50 g 50° 的白酒；而成年女性的身体对酒精更为敏感，一天的酒精摄入量最好不要超过 15 g，换算成常见饮品，就是啤酒 450 mL，葡萄酒 150 mL，38° 的白酒 50 g，50° 的白酒 30 g。

这些限量的酒精就像是给身体设定的一道“安全警戒线”，一旦超过这条线，酒精就可能开始在身体里“捣乱”，损害肝脏、肠胃等器官，还可能对心血管系统造成潜在威胁，从而增加主动脉夹层的风险。所以，就算是偶尔要喝上一杯，也一定要严格遵守这些标准，时刻把健康放在首位。

四、体重管理指标线，健康基石稳筑牢

肥胖是主动脉夹层发病的一个危险因素，尤其是在年轻的夹层患者中，肥胖的比例更高。肥胖会导致心脏负担加重，可能会磨损主动脉血管壁，使其变得脆弱。肥胖还会导致血管内皮细胞功能障碍，影响血管的舒张和收缩功能。肥胖状态下，体内会发生慢性低度炎症反应，这种炎症反应不仅损害胰岛素敏感性，还可能促进动脉粥样硬化等心血管疾病的发展，增加主动脉夹层的发生风险。因此，积极控制体重不仅有助于稳定血压和血脂水平，还可以减少主动脉损伤，降低主动脉夹层的发生风险。

1. BMI 管理控体重，健康体态常相伴

衡量超重或肥胖最简便和常用的测量指标是 BMI（身体质量指数），是目前国际上常用的衡量人体胖瘦程度以及是否健康的标准之一（图 112）。同时，BMI 在预测心血管疾病风险方面仍具有不可忽视的价值，一项大规模的研究显示，BMI 在 21~25 kg/m^2 之间时，全因死亡率和心血管疾病风险最低。还有研究显示，年轻主动脉夹层患者中 BMI ≥ 28 kg/m^2 的占比近 50%，BMI ≥ 30 kg/m^2 的占比近 30%。这进一步强调了保持适当 BMI 对于维护心血管健康的重要性。

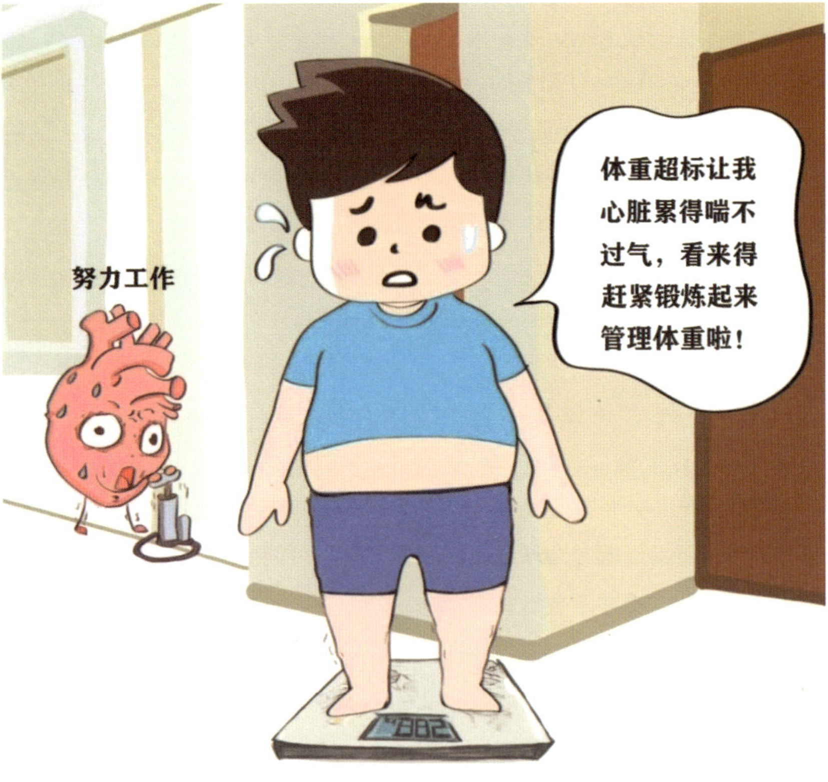

图 112

● BMI 分级

不同的 BMI 结果范围对应着不同的体重状态。世界卫生组织标准体重指数正常的范围是 18.5~24.9 kg/m^2，而我国的标准稍有区别，为 18.5~23.9 kg/m^2。我国 BMI 分级指标如下。

消瘦状态 BMI 值小于 18.5 kg/m^2。

超重 BMI 在 24.0 ~ 27.9 kg/m^2 之间。

肥胖 BMI 大等于 28.0 kg/m^2。

● BMI 计算方法

用体重（以 kg 为单位）除以身高（以 m 为单位）的平方，即 BMI（kg/m^2）= 体重（kg）/ 身高^2（m^2）。例如，一个人的体重为 60 kg，身高为 1.7 m，那么他的 BMI 值就是 60 ÷ (1.7 × 1.7) ≈ 20.76 kg/m^2。需要注意的是：测量体重应该尽量选择在晨起时测量，排空大小便，尽可能把身上的衣物脱掉，光脚站在体重秤上，测量空腹状态时的净体重。测量身高时要脱鞋、站直，目视前方后进行测量，这样得出来的数据才是自己的净身高。

2. 腰围管理很重要，健康体态早塑造

衡量超重或肥胖另一个常用的指标是腰围，是衡量脂肪在腹部蓄积（即中心性肥胖）程度的最简单实用的指标。腰围增加通常伴随内脏脂肪积累，导致慢性炎症和代谢紊乱，进而损害血管壁，增加主动脉夹层的风险，研究显示，腰围每增加 1 cm，主动脉夹层的风险上升约 2%~3%；一项涵盖 10 000 多名参与者的研究发现，腰围大于 102 cm（男性）或 88 cm（女性）的人群，主动脉夹层风险增加 1.5~2 倍。因此，控制腰围对于预防主动脉夹层等心血管疾病有着重要意义。

● 腰围的分期

男性 正常腰围 <85 cm；中心性肥胖前期腰围 85~90 cm；中心性肥胖腰围≥ 90cm。

女性 正常腰围 <80 cm；中心性肥胖前期腰围 80~85 cm；中心性肥胖

腰围≥ 80 cm。

● 腰围的测量方法

腰围的测量方法也有讲究，一般是使用最小刻度为 1 mm 的软尺，在空腹时进行。先去除腰部覆盖的衣物再测，如果做不到的话，尽量穿单薄的衣服（图 113）。被测者双手自然下垂，两脚分开 30~40 cm，腹部放松，自然呼吸，将软尺放在右侧腋中线、胯骨上缘与第 12 肋骨下缘连线的中点，也就是腰部最窄的位置，沿水平方向绕腹一周，紧贴而不压迫皮肤，在呼气末读数。

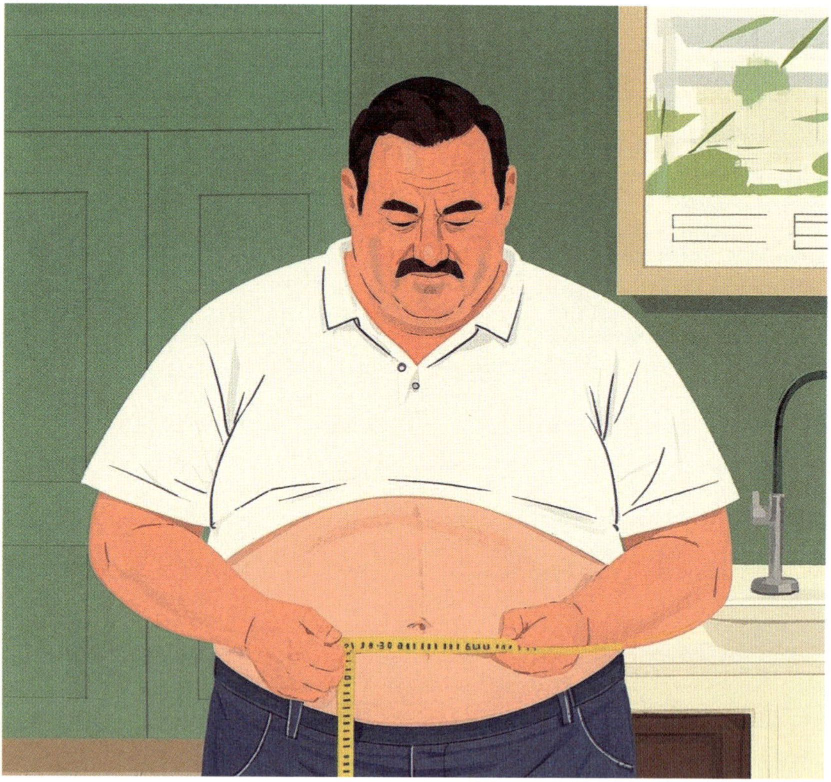

图 113

通过密切监测 BMI 和腰围等关键健康指标，能够及时了解自身的体重状况及潜在的心血管健康风险。在此基础上，采取科学合理的饮食控制策略，如均衡摄入各类营养素、减少高热量食物的比例，以及通过规律的锻炼计划，如有氧运动和力量训练，来增强代谢并消耗多余热量，从而有效控制体重增长。这一系列健康生活方式的选择，有助于维护心血管系统的健康稳定，对于预防主动脉夹层具有至关重要的作用。

五、科学规划勤锻炼，健康生活步步高

科学锻炼可以保持血管的"年轻"和"弹性"，血管仿佛变成了具有记忆功能的"智能弹簧"，它们可以灵活地扩张和收缩，减少血液流动时遇到的阻力，并且增强了血管对抗外界压力冲击的能力，让血管的三层"衣服"能用得更久。研究发现，每周进行 150 分钟中等强度有氧运动的人群，

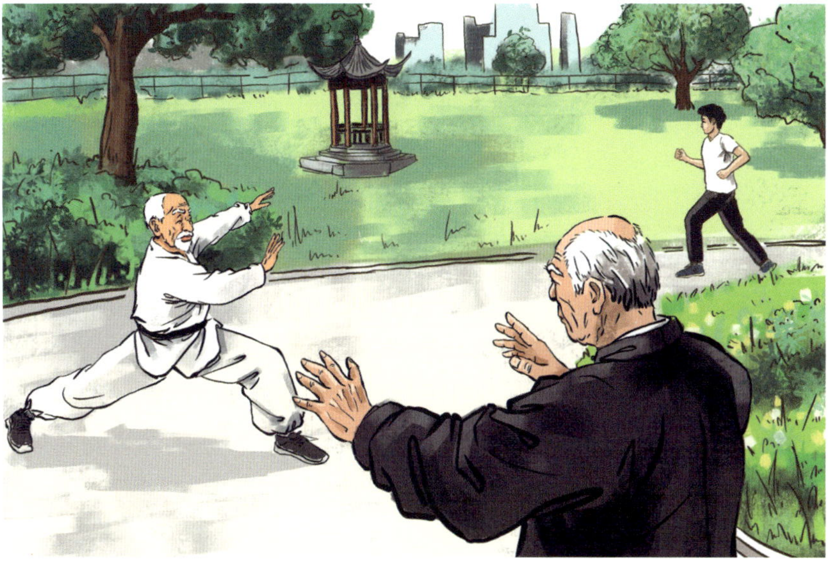

图 114

主动脉夹层风险降低约30%，若在此基础上每周再增加2次抗阻训练，主动脉夹层风险可进一步降低至40%！因此，坚持科学规律的锻炼是预防主动脉夹层的重要方法（图114）。

1. 选对锻炼方式，锻炼效果翻倍

● 散步

散步，作为一种简单而有效的锻炼方式，能够促进心肺功能，缓解日常压力。这种低强度的有氧运动，适合各个年龄段的人群，无须特殊装备，只需一双舒适的鞋子，便能开启一段愉悦又健康的旅程。进行散步时，选择合适的地点至关重要，确保路面平整且远离交通繁忙区域以保障安全；同时，保持适宜的步速和时长，根据个人体质调整，一般建议每次散步持续30分钟以上；穿着舒适的衣物和鞋子以避免着凉或脚部受伤；散步前后进行适当的拉伸运动，有助于预防肌肉紧张和疼痛。

● 八段锦

作为一种历史悠久的养生健身功法，八段锦通过柔和连贯的动作，能够调和阴阳，疏通经络，增强体质。这种全身性的锻炼方式，不受场地和时间的限制，只需一处宁静的空间，便能沉浸于身心的和谐统一之中。练习八段锦时，注重动作的规范与呼吸的配合，每个招式都蕴含着独特的养生功效；同时，保持内心的宁静与专注，让每一次呼吸都伴随着气血的流畅；穿着宽松舒适的衣物，以便于动作的舒展与放松。

● 太极拳

太极拳，作为中国传统武术的瑰宝，以其独特的拳理和技法，被誉为“东方舞蹈”。太极拳的练习强调“以柔克刚、以静制动”，通过缓慢而连贯的动作，结合深长的呼吸，达到调和气血、增强内脏功能、提升身体柔韧性和协调性的目的。作为一种低强度的有氧运动，太极拳适合各个年龄段的人群，保证动作的规范，如头部保持中正自然，脊柱正直，肩肘松沉，屈膝松胯等，有助于气血的顺畅流通，同时能避免运动损伤。

● 慢跑

慢跑是一种简单高效的有氧运动，不仅强化心肺功能，还能促进脂肪燃烧，是降低心血管疾病风险的优选方式。正确的跑步姿态（身体保持直立，双手自然摆动，落地时尽量用脚掌中部着地）和呼吸节奏（深吸气，慢慢吐气）对于保护身体、提升锻炼效果至关重要。建议结合个人健康状况，控制好速度和时间，以便科学规划慢跑计划，确保锻炼既有效又安全。

● 抗阻运动

抗阻运动也称为力量训练或阻力训练，是一种通过对抗外部阻力来增强肌肉力量、耐力和体积的运动方式。适合老年人的抗阻运动应以简单、安全、易操作为原则。例如，上肢可以进行推墙、哑铃训练或握力器练习，锻炼手臂和肩部肌肉；下肢可选择椅前坐站、坐姿抬腿或弹力带训练，增强腿部和臀部力量（图 115）；核心肌群可通过仰卧屈膝抬臀和腹部拉伸来

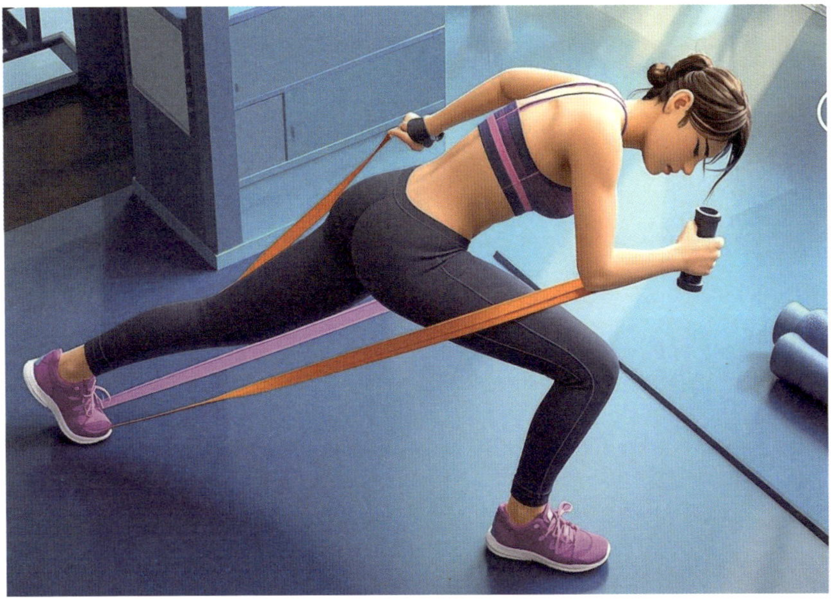

图 115

锻炼。此外，弹力带全身练习和智能综合抗阻训练也是不错的选择，能有效锻炼全身肌群。老年人在进行抗阻运动时，需注意安全，避免过度疲劳，运动强度应根据个人身体情况逐渐增加，并在医生或专业教练的指导下进行，同时注意运动前热身和运动后拉伸，以减少受伤风险。

2. 锻炼强度巧判断，效果提升有保障

不同的锻炼强度对应着不同的心率区间，这些区间基于个体的最大心率来划分（图 116），而最大心率通常通过“220 减去年龄”的公式来估算。例如，年龄为 50 岁时，最大心率为：220 － 50=170 次 / 分钟。

● **低强度**

这种锻炼如同在宁静的午后悠闲地散步，或是进行简单的瑜伽伸展。心率保持在最大心率的 50%~60% 之间，例如，50 岁时心率保持在 85（即 170 × 50%）~102（即 170 × 60%）次 / 分钟。这种强度的锻炼适合初学者或身体处于疾病恢复阶段的人群，能够温和地提升心肺功能，还能促进身体的新陈代谢，为进一步的锻炼做好热身或提供放松的途径。

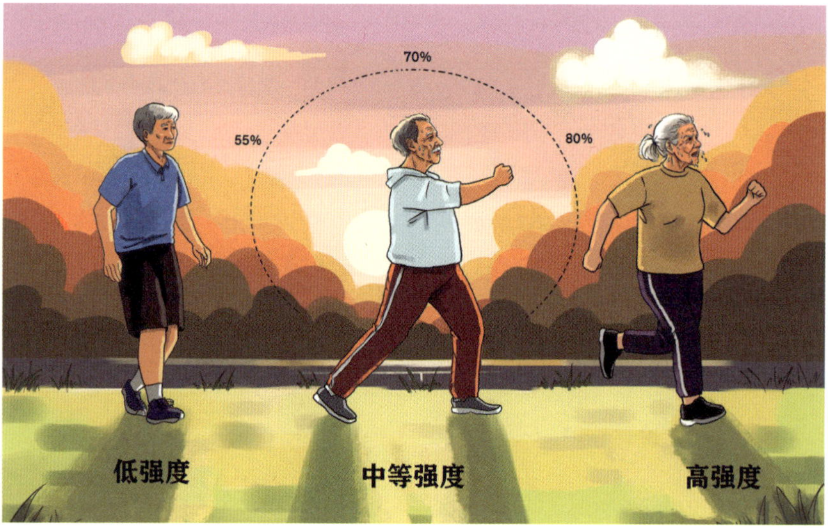

图 116

- **中等强度**

当心率攀升至最大心率的60%~75%时，步入了中等强度锻炼的范畴。例如，50岁的成年人，心率保持在102~128次/分钟范围时，属于中等强度锻炼。这包括快走、慢跑、骑自行车等，这些运动虽有一定的挑战性，但仍能维持基本的对话能力，是提升心肺功能、增强耐力和体能、促进脂肪燃烧的理想选择，对于改善心血管健康和体重管理具有显著效果。

- **高强度**

进入高强度锻炼，心率会达到最大心率的75%~90%，即50岁时心率保持在128~153次/分钟，属于高强度锻炼。这类锻炼如快速短跑和跳绳，会让你感受到呼吸急促，对话变得简短且费力。高强度锻炼在短时间内能够迅速消耗大量热量，提升肌肉力量和爆发力，同时提高身体的最大摄氧量，进一步强化心肺功能。然而，这类锻炼对身体素质要求较高，持续时间不宜过长。

- **极高强度**

这是锻炼强度的巅峰，心率超过最大心率的90%，即50岁时心率超过153次/分钟，属于极高强度锻炼，接近人体的极限。这类锻炼通常见于专业运动员的冲刺阶段或极限挑战，对身体机能要求极高，持续时间极短。对于一般人而言，极高强度锻炼不建议尝试。

不同强度的锻炼对健康有不同的益处，世界卫生组织（WHO）推荐成年人每周至少进行150~300分钟中等强度有氧运动，或75~150分钟高强度有氧运动，或两种强度的等效组合；推荐老年人（65岁以上）每周至少150~300分钟中等强度有氧运动，或75~150分钟高强度有氧运动，同时每周至少3天进行平衡能力和力量训练；推荐儿童和青少年每天平均60分钟中等至高强度有氧运动。

3. 科学设定锻炼频率，助力健康持续进步

合理的锻炼频率不仅能够帮助我们达到预期的锻炼效果，更能够避免

因过度锻炼而带来的身体损伤。锻炼频率因人而异，但通常建议遵循以下指导原则。

● 一般原则

中等强度锻炼 每周进行3~5次，如快走、慢跑、游泳、骑自行车等。这些锻炼形式有助于提升心肺功能，促进血液循环，从而降低心血管疾病的风险。

高强度锻炼 每周进行2~3次，如跑步、快速游泳、跳绳等。高强度锻炼能够更快地提高心率和呼吸频率，进一步促进心血管系统的健康。

● 特殊人群建议

50岁及以上的中老年人 每周坚持锻炼1~2次，如走路、慢跑、打太极、游泳等有氧锻炼，有助于降低心脑血管疾病的发生率。如果体质较好或以前健身较多，也可适当增加至3~5次，但应根据自己的身体情况决定，量力而行。

平时较少锻炼的人群 可以通过增加短暂而剧烈的间歇性运动来提高心血管健康。这类锻炼包括快速奔跑、爬楼梯等，每次持续1~2分钟，每天累计3~4分钟即可有效降低心脏病风险。

4. 锻炼过程中的危险信号

● 胸痛、胸闷

在锻炼过程中，胸闷胸痛是一个不容忽视的危险信号。这可能是由于心脏供血不足、冠状动脉狭窄或心肌梗死等原因引起的，应立即停止运动。要特别注意的是：如果出现“撕裂样”和“刀割样”疼痛，要警惕是否出现了“主动脉夹层”！如果疑似出现夹层，应立即停止锻炼，拨打“120”急救电话!

● 头晕、头痛

在锻炼中，除开始练习某些旋转动作外，较少出现头晕的感觉。若发生持久或短暂的头晕，则不应勉强锻炼。要警惕的是：出现头痛、眩晕、

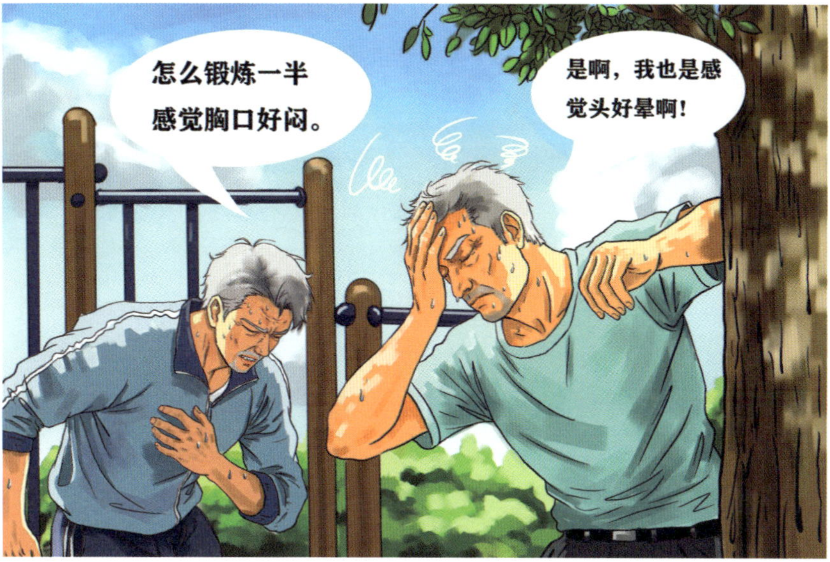

图 117

视力模糊等症状，可能是出现主动脉夹层的“预警信号”（图 117）！当主动脉夹层的“暗道”挤压到给大脑输送养分的动脉时，大脑这个“指挥塔”会由于“燃料供应线”被阻断突然发生“短路”，导致发出错误的指令，甚至不发指令，就会导致出现上述症状。这时应停止锻炼，就医诊疗，特别要侧重于心血管系统和颈椎方面的检查。

● 呼吸困难

锻炼中出现呼吸困难可能因锻炼强度过大、环境因素、呼吸方式不当等导致。出现此症状时，应降低锻炼强度，调整呼吸方式，转移到空气质量更好、温度适宜、湿度适中的环境中进行锻炼。若同时出现面色苍白、烦躁不安、大汗淋漓、胸闷气短、血压下降等症状，应及时就医，以便及时诊断和治疗。

5. 这几个锻炼误区，你中招了吗

在追求健康的道路上，锻炼是不可或缺的一环。然而，在锻炼的过程中，我们往往会陷入一些误区，这些误区不仅可能让我们的努力付诸东流，甚至可能对我们的身体造成伤害。今天，我们就来一起探讨几个常见的锻炼误区，看看你是否也中招了（图 118）？

● 误区一：天刚亮就晨练

很多人习惯早起锻炼，但锻炼的最佳时间并不是“天刚亮”。天刚亮时空气中的二氧化碳浓度较高、氧气含量不足，且城市中汽车尾气等污染物尚未散去，空气质量不佳，同时户外光线较暗、气温较低，不仅容易被绊倒、刮伤，还可能引发伤风感冒、肠胃不适甚至诱发哮喘和心脑血管疾病。因此，不适宜锻炼。根据人体生物节律，下午四点到五点是体温较高、肌肉柔韧性和关节灵活性最好的时候。此外，这时阳光温和，既不会像正午那样晒伤皮肤，又比清晨时段空气更清新，适合进行锻炼。

● 误区二：空腹锻炼

肠胃功能差、易低血糖、60 岁以上以及患有糖尿病或心脏病的人不适合空腹运动，因为它可能导致胃肠道不适、低血糖并增加心血管事件的风险。因此在锻炼前可适当进食一些富含碳水化合物和蛋白质的食物，提供必要

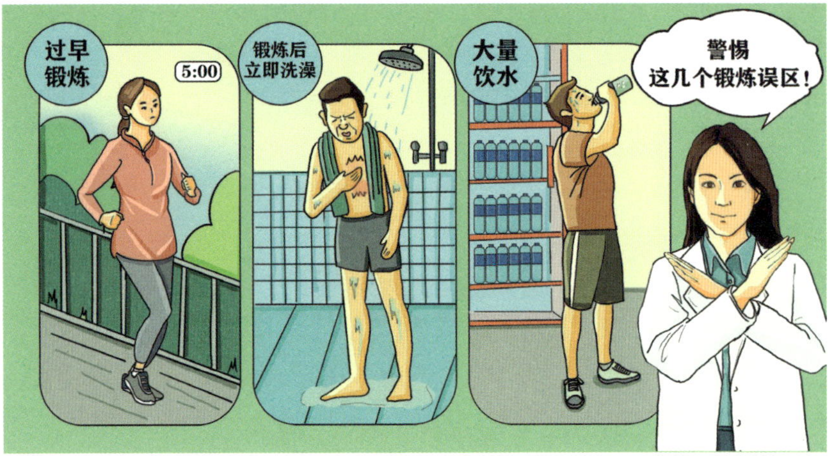

图 118

的能量和营养，确保身体能够安全、有效地进行锻炼。

● 误区三：没有进行充分热身

未经热身便直接投入锻炼很有可能造成运动损伤（如肌肉和关节的拉伤、扭伤），或者因活动量突然加大造成心肺负担。每次开始锻炼前都应该进行至少 5~10 分钟的充分热身，如头部转动、扩胸运动、踢腿运动等，有助于预热肌肉、增强关节灵活性。这不仅可以提高锻炼效果，还能减少受伤的风险。

● 误区四：把大汗淋漓当作有效运动

出汗量的多少并不能直接反映锻炼的效果或质量。每个人的体质、环境温度和锻炼强度等因素都会影响出汗量。有效的锻炼应该根据个人的身体状况和锻炼目标来制定，包括适当的锻炼强度、持续时间和锻炼类型。如果盲目追求大汗淋漓可能会造成血压升高、心率加快、心肌缺血缺氧和体力不支等情况，导致增加主动脉夹层的风险。

● 误区五：生病了也要坚持锻炼

生病时，身体正处于与病原体抗争的状态，免疫系统正在全力工作。此时进行锻炼，尤其是高强度的锻炼，可能会进一步消耗身体的能量，削弱免疫系统的功能，从而延缓康复过程，甚至可能加重病情。此外，生病时身体可能伴随着发热、肌肉疼痛、乏力等症状，这些症状本身就会限制运动能力，增加运动损伤的风险。因此，在生病期间，适当的休息和恢复才是更为明智的选择。

● 误区六：锻炼中大量饮水或忍着不喝

锻炼时感觉口渴甚至喉咙发干就要及时补充水分，但是喝水太猛会增加心脏和肠胃负担。运动时如何正确饮水？主要注意四点：一是主动喝水，不要等到口渴了再喝水；二是少量多次喝水，每次喝 2~3 口水；三是喝适宜温度的水，不能喝太凉或者太热的水；四是根据运动量调整喝水策略，运动量小建议喝温水，运动量大建议补充含电解质的运动饮料。

● 误区七：锻炼后立刻洗澡

锻炼后立即洗澡会影响血液循环，使血液从重要器官流向皮肤，增加心脏负担，导致血管突然收缩或过度扩张，延缓肌肉恢复过程。正确的做法是锻炼结束后等待 15~20 分钟，让心率、呼吸频率和体温逐渐恢复正常，同时在这段时间内适量补充水分和营养，然后选择温水而非过冷或过热的水洗澡。

总而言之，在锻炼过程中必须加强监督，坚持“安全第一”的原则，始终将避免运动伤害放在首位。锻炼之前，务必做好充分的热身准备，让身体逐渐进入锻炼状态。逐渐增加锻炼时间和强度，切勿急功近利。在锻炼过程中，要时刻关注自己的身体状况，掌握自己的活动限度，避免剧烈运动和外伤。患有疾病者如果身体不适，应立即停止锻炼，以免加重病情。此外，一旦在锻炼中出现头晕、头痛、胸闷、胸痛等异常感觉，也要立即停止锻炼，休息观察，必要时及时就医检查。锻炼结束后，也要进行适当的放松调整，帮助身体恢复到平静状态。

六、做自己的心灵导师

情绪波动和精神压力与主动脉夹层的发生有密切关系（图 119）。情绪暴躁、焦虑、悲伤等强烈的情绪波动会引起交感神经兴奋，释放一些激素和化学物质，如肾上腺素、去甲肾上腺素等，导致心率加快和血压急剧升高。人在暴躁或发脾气时，血压的收缩压和舒张压分别可能升高 30 mmHg 和 15 mmHg。这种忽高忽低的血压剧烈波动，会对主动脉壁产生额外的压力，增加主动脉破裂的风险。此外，长期的精神紧张也会导致血压持续升高，从而增加主动脉夹层的发生风险。通过有效的情绪调节，保持乐观和积极的心态，避免过度的精神压力和情绪波动，这对于预防主动脉夹层的发生具有重要意义。

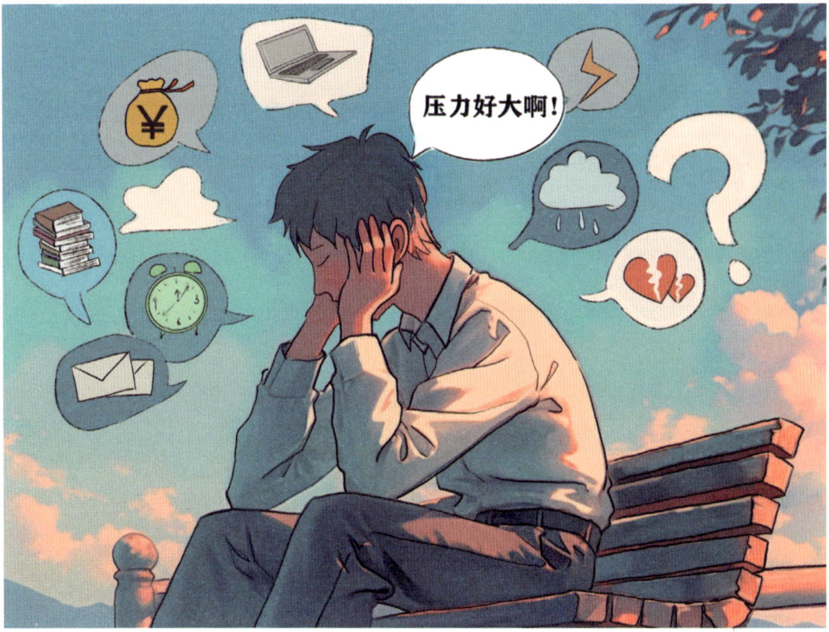

图 119

1. 了解情绪波动的根源

● 生理因素

女性在月经周期、孕期或更年期的激素波动，以及脑部结构或功能的改变（如神经递质的不平衡、脑部疾病）都可能导致情绪波动。长期睡眠质量差或睡眠时间不足，大脑神经细胞得不到充分休息，导致神经功能紊乱，影响大脑对情绪的调节能力，使人变得敏感、易怒，情绪容易失控。

● 心理因素

长期处于压力、焦虑或抑郁状态下的人可能会容易出现情绪波动。不同的人格特质，如个体的情绪稳定性、外向性、开放性等，都会深刻影响其对情绪刺激的感知、处理和反应。同时，心理防御机制（如压抑、否认等）作为个体面对压力和挑战时的一种自我保护方式，也会在一定程度上调节和塑造情绪波动。

● **重大生活变故**

如失业、离婚、亲人去世等，它们往往会给个体带来沉重的心理冲击，进而引发强烈的情绪波动。当个体面临困难或挑战时，如果缺乏来自家人、朋友或社会的支持和帮助，他们可能会感到孤立无援和绝望，导致出现情绪波动。

2. 精神压力的身体表现信号

● **心理信号**

精神压力会让人的情绪变得异常敏感和不稳定，可能会毫无缘由地突然感到烦躁、焦虑，一点小事就能引发强烈的愤怒情绪，也可能会陷入持续的低落、抑郁状态，对原本感兴趣的事物失去热情。精神压力也会影响思维能力和注意力，记忆力可能会下降，经常忘记重要的事情、约会或任务；注意力难以集中，工作或学习时容易分心，导致效率大幅降低。长期处于精神压力中，人们的思维方式会变得消极，会不断地自我怀疑，对自己的能力和价值产生否定，认为自己无法完成任务或应对挑战。

● **生理信号**

精神压力会使身体持续处于紧张状态，消耗大量的能量，导致疲劳感加剧；即使经过充足的休息，仍然感觉身体疲惫不堪，不仅影响日常的工作和生活，还可能导致身体的抵抗力下降，容易生病。同时，精神压力也会干扰睡眠质量，出现入睡困难，躺在床上翻来覆去几个小时都难以入睡；也可能会在睡眠中频繁醒来，睡眠浅且多梦，睡眠质量大打折扣。

● **行为信号**

精神压力会影响人们的饮食习惯，有些人会出现食欲大增的情况，通过暴饮暴食来缓解压力，摄入大量高热量、高脂肪的食物；而另一些人则会食欲减退，对食物失去兴趣，食量明显减少。一些人可能会选择逃避现实，出现行为退缩的现象，减少社交活动，避免与他人接触，将自己封闭起来；

也可能会拖延工作或学习任务，不愿意面对困难和挑战。为了缓解不良情绪，一些人可能会养成一些不良行为习惯，如吸烟、酗酒，或者过度依赖药物来帮助自己放松，这不仅不能真正解决问题，还会对身体健康造成严重的损害。

3. 心理调节技巧

● 深呼吸和放松训练

深呼吸是一种简单而有效的放松技巧，每天可以进行 2~3 次，每次持续 5~10 分钟。找一个安静舒适的地方坐下或躺下，闭上眼睛，慢慢地吸气，让空气充满腹部，然后慢慢地呼气，感受腹部的收缩。重复这个过程，每次呼吸尽量保持缓慢、深沉和均匀。放松训练可以帮助身体和大脑放松，减轻压力，常见的放松训练方法包括渐进性肌肉松弛、冥想等（图 120），

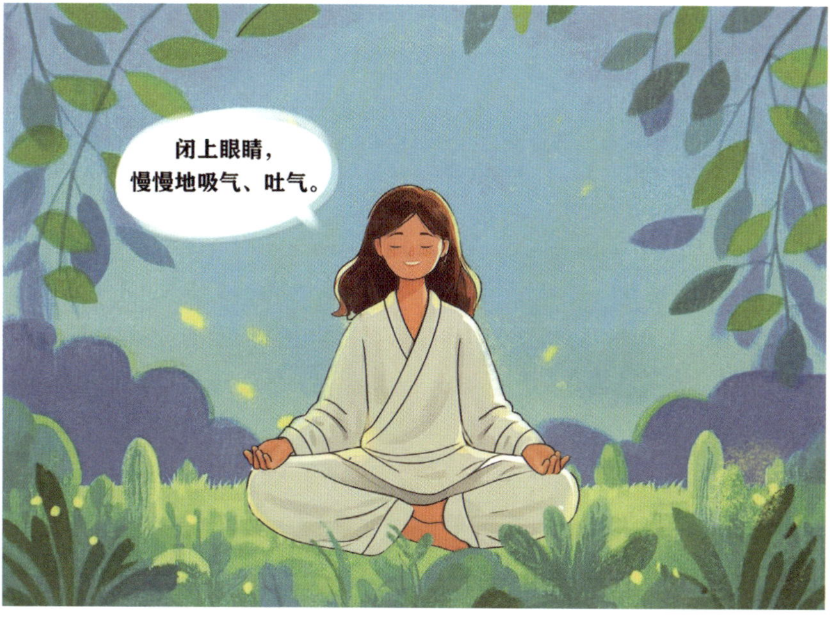

图 120

每次可练习 5~10 分钟，每天可练习 1~2 次。

- **积极思维和自我对话**

培养积极的思维方式可以帮助我们更好地应对情绪波动和精神压力。关注自己的优点和成就，学会从积极的角度看待问题。当遇到困难和挑战时，告诉自己“我可以应对”“这是一个成长的机会”等积极的话语，增强自信心和应对能力，避免过度消极地自我对话和自我批评。当出现情绪波动时，要及时察觉并进行调整，建议每天或每周设定一个时间段，通过写日记等方式，帮助自己更好地了解情绪波动的触发点，以便更好地应对。

4. 保证良好作息

充足的优质睡眠通过调节神经递质（如血清素、多巴胺等），降低应激激素（如皮质醇）等，帮助改善情绪调节能力。应保持睡眠规律，避免熬夜和白天过长时间的午睡，成年人每天在 22:00—23:00 之间上床睡觉，白天午睡时间应控制在半小时以内。良好的睡眠环境也有助于提高睡眠质量，卧室应安静、黑暗，选择舒适的床垫和枕头。同时，在睡前尽量避免使用电子设备，以免蓝光干扰睡眠。可以通过播放轻柔的音乐或进行放松、冥想等方式帮助入睡。

5. 适度运动锻炼

运动时，身体会释放一种“快乐激素”——内啡肽，它能够减轻疼痛、缓解压力，并带来愉悦感。每周进行至少 150 分钟的中等强度有氧运动有助于调节情绪，如快走、跑步、游泳或骑自行车。除了有氧运动，也可以进行上肢推举、扎马步等力量训练，增强身体的肌肉力量，提高身体的代谢率，同时也有助于缓解不良情绪。选择自己喜欢的运动方式，也可以和朋友或家人一起运动，增加运动的乐趣和动力。

6. 寻求社会支持

- **与他人交流沟通**

与家人、朋友或同事交流沟通是缓解精神压力的有效方式。分享自己的感受和经历，避免独自承受压力，倾听他人的建议和支持，可以让我们感到被理解和关心。可以参加兴趣小组、志愿者活动或社交聚会等，结识新的朋友，扩大社交圈子，丰富生活内容。社交活动可以让我们放松心情，转移注意力，同时也有助于提高人际交往能力和自信心。

● **寻求专业帮助**

如果精神压力严重影响了生活和工作，无法通过自我调节缓解，可以考虑寻求专业帮助。心理咨询师或治疗师可以通过专业的方法和技术，帮助我们理解和处理精神压力，提供有效的应对策略。也可以寻求医生帮助，医生会根据情况开具适当的药物，如抗焦虑药物或抗抑郁药物等。但药物治疗需要在医生的指导下进行，并且要结合心理治疗和生活方式调整，以达到更好的治疗效果。

七、身体“安检”需定期，“防爆排雷”不能停

定期进行体检，及时发现并处理可能引发主动脉夹层的各种风险因素，是维护自身健康、预防主动脉夹层的有效措施。应用影像学检查能提前发现主动脉壁的异常变化，为及时干预和治疗争取宝贵的时间。对于高血压、动脉粥样硬化患者，以及患有马方综合征、主动脉缩窄等疾病的人群，还有那些长期保持不良生活习惯的人，都是主动脉夹层的高风险人群，应需要格外警惕。通过体检，我们可以更好地了解自己的身体状况，采取科学有效的预防或治疗措施，避免主动脉夹层等严重疾病的发生（图 121）。

1. 基础身体指标检查

● **血压测量**

高血压是主动脉夹层最重要的危险因素之一。定期测量血压能及时发现血压异常情况。

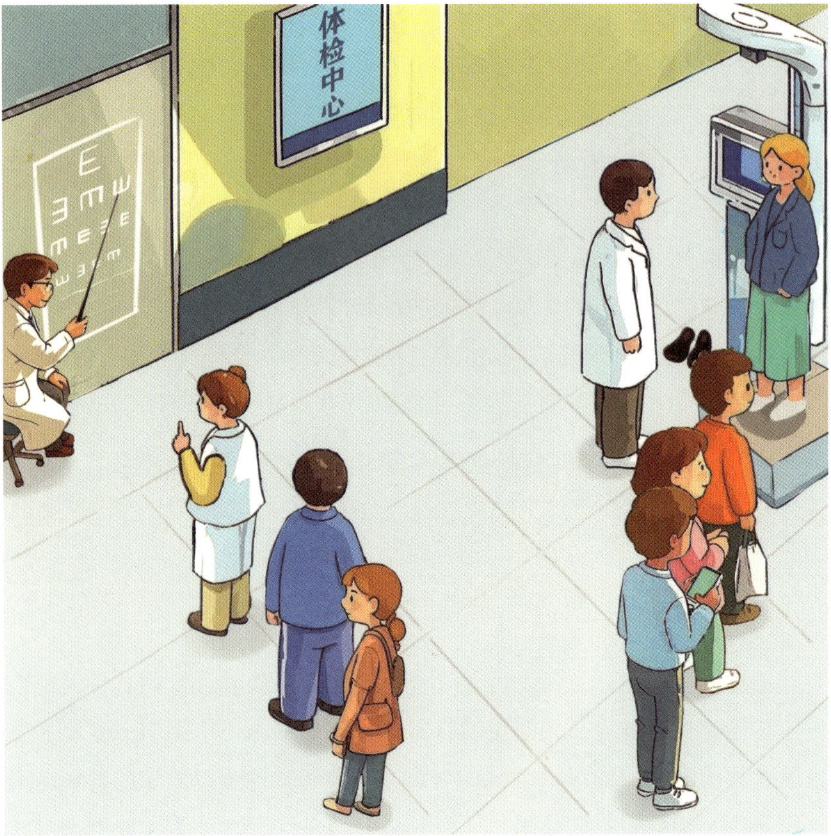

图 121

● 血脂检测

高血脂会加速动脉粥样硬化的进程，增加主动脉夹层的发病风险。血脂检测一般包括总胆固醇、甘油三酯、低密度脂蛋白胆固醇和高密度脂蛋白胆固醇等项目。正常人群建议每年进行一次血脂检测；对于肥胖、高血脂、动脉粥样硬化或其他心血管疾病的高危人群，每半年检测一次较为适宜。

● 血糖检测

高血糖状态可损伤血管内皮细胞，促进动脉粥样硬化的发展，进而影响主动脉的健康。建议每年进行一次空腹血糖检测，若有糖尿病家族史、肥胖、年龄超过 45 岁等高危因素，还应增加餐后 2 小时血糖检测，必要时可进行糖化血红蛋白检测，以更全面地评估血糖控制情况。

2. 影像学检查

● 超声心动图

超声心动图可以清晰地显示心脏和主动脉的结构与功能，能发现主动脉根部扩张、主动脉瓣病变等可能导致主动脉夹层的异常情况。它是一种无创、便捷且经济的检查方法，建议每年进行一次。对于有马方综合征、先天性心血管畸形等遗传性疾病家族史的人群，应每半年进行一次超声心动图检查。

● CT 血管造影（CTA）

CTA 是诊断主动脉夹层的重要手段，它能够快速、准确地显示主动脉的形态、病变部位及范围。由于 CTA 需要注射造影剂，且有一定的辐射，一般不作为常规体检项目。但对于主动脉夹层高危人群，可每 1 ~ 2 年进行一次 CTA 筛查。

● 磁共振血管造影（MRI）

MRI 无须注射造影剂，也没有辐射，同样能清晰显示主动脉的结构和病变情况。但 MRI 检查时间较长，对体内有金属植入物的（如心脏起搏器、人工关节等）患者有一定限制。对于无法耐受 CTA 或对辐射较为敏感的高危人群，MRI 是一种较好的替代检查方法，可根据医生建议定期进行检查（图 122）。

3. 基因检测

某些基因突变会导致主动脉壁结构异常，增加主动脉夹层风险，通过基因检测，可以在无症状阶段发现潜在风险，提前干预。对于临床表现不典型的患者，基因检测有助于确诊遗传性主动脉疾病（如马方综合征、勒斯－迪茨综合征等）。

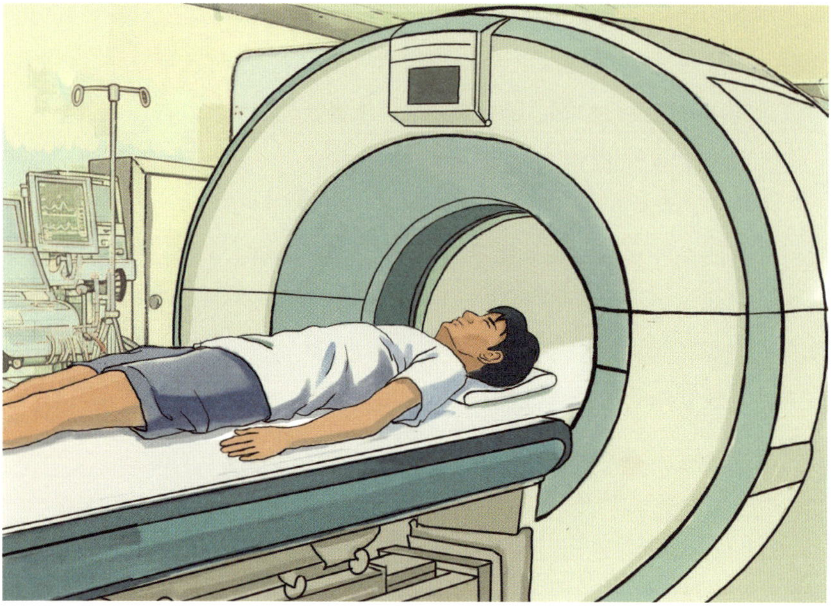

图 122

若家族中第一个确诊者发现致病基因突变，可对其他家族成员进行筛查，及早发现致病基因携带者。不同基因突变导致的主动脉病变进展速度和风险不同，基因检测结果可帮助制定个体化的治疗和随访方案。要注意的是，在进行筛查和定期体检时，务必选择正规的医疗机构，并将个人的病史、家族史等详细信息告知医生，以便医生制定更有针对性的体检方案。

●常见的遗传性主动脉疾病及相关基因

马方综合征 致病基因：FBN1（编码原纤维蛋白 -1）；临床特征：身材瘦高、四肢细长、关节松弛、近视、晶状体脱位等；主动脉风险：升主动脉扩张、主动脉夹层风险高。

勒斯 - 迪茨综合征 致病基因：TGFBR1、TGFBR2、SMAD3、TGFB2、TGFB3 等（与 TGF-β 信号通路相关）；临床特征：动脉迂曲、腭裂、眼距增宽、皮肤薄脆等；主动脉风险：主动脉瘤和夹层风险高，且进展迅速。

● **基因检测的适用人群**

①有主动脉夹层或动脉瘤家族史者，尤其是早发（<50 岁）病例。

②临床怀疑遗传性主动脉疾病者，如马方综合征、勒斯－迪茨综合征等。

③主动脉瓣二叶畸形患者，尤其是合并主动脉扩张者。

④不明原因的主动脉扩张或夹层患者，需排除遗传因素。

⑤家族成员中已发现致病基因突变者，需进行家族筛查。

4. 阻塞性睡眠呼吸暂停综合征的特殊体检

阻塞性睡眠呼吸暂停综合征（obstructive sleep apnea, OSA）是一种常见的睡眠障碍性疾病，主要表现为睡眠过程中反复出现呼吸暂停或低通气，导致血氧饱和度下降和睡眠结构紊乱。近年来，研究人员发现主动脉夹层与 OSA 的发生、发展关系密切，研究显示主动脉夹层患者中同时存在 OSA 的比例为 12.6%~81.7%。OSA 患者在睡觉时，呼吸会反复暂停，导致胸腔内的压力忽高忽低，导致血压剧烈波动；同时 OSA 引起的间歇性缺氧还会损害血管内皮（血管内壁的保护层），让它的修复和抗损伤能力下降；OSA 还会引发全身的炎症反应，损伤主动脉壁的结构；这些都会增加主动脉夹层的风险。因此，对怀疑有 OSA 的人群，要积极进行体检筛查并配合治疗，以预防主动脉夹层的发生。

● **OSA 的临床表现**

OSA 多见于肥胖、脖子粗、肚子大的人群，这些特征往往与上气道狭窄或塌陷风险增加有关。然而，需要警惕的是，消瘦的人群也可能出现 OSA，因此不能忽视对这类人群的筛查和关注。OSA 的临床表现可分为夜间症状和白天症状，夜间症状主要包括睡眠时打鼾严重且不均匀、呼吸突然停止几秒、夜间频繁醒来、夜尿增多、出汗多，白天症状则是容易出现嗜睡、晨起头痛、注意力不集中、情绪容易波动、疲劳乏力。如果出现以上症状，尤其是打鼾、呼吸暂停、白天嗜睡等典型表现，建议尽早到医院进行睡眠监测，以明确是否患有 OSA。早期诊断和治疗可以有效降低 OSA 对健康的危害，同时预防主动脉夹层等严重并发症的发生。

● OSA 的特殊体检——多导睡眠监测

多导睡眠监测（Polysomnography，PSG）是诊断 OSA 的“黄金标准”，通过整夜监测脑电图、眼动图、肌电图、口鼻气流、血氧饱和度等多项生理指标，全面分析睡眠状态，精准捕捉潜在疾病迹象（图 123）。如果怀疑自己患有 OSA，建议前往呼吸科或睡眠医学门诊咨询，医生会根据症状和风险评估是否需要进行 PSG 检查。检查时，医护人员会在患者头部、面部和身体贴上电极，无痛且安全，用于记录睡眠中的脑电波、呼吸模式、心率和血氧水平等信息。患者只需自然入睡，医护人员会在旁监控。次日，医生将根据监测数据判断是否存在 OSA，并制定个性化治疗方案，改善睡眠质量和健康状况。

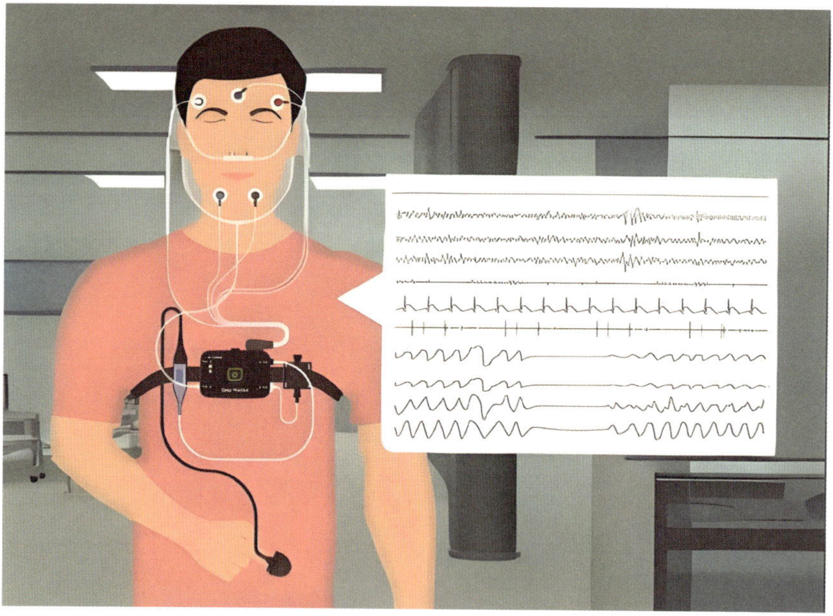

图 123

夹层预防小妙招

夹层隐患藏得深，健康管理要紧跟。

血压常测不能忘，戒烟限酒身体棒。

运动锻炼要坚持，饮食均衡才健康。

情绪平和少波动，定期体检心安稳。

夹层预防胜治疗，健康生活笑颜真。

参考文献

[1] 刘清泉，刘红旭，尚菊菊 . 北京中医医院医生说科普：心血管那些 事儿 [M]. 北京：中国人口出版社，2024.

[2] 李曦铭，李静梅 . 心脏与心血管保护手册 [M]. 天津：天津科技翻译出版有限公司，2021.

[3] 惠普 . 你好，心脏：惠大夫讲心脏健康 [M]. 北京：化学工业出版社，2022.

[4] 胡大一 . 血管干净不生病 [M]. 长春：吉林科学技术出版社，2022.

[5] 沈敏丽 . 健康有道 从“心”开始 [M]. 杭州：浙江工商大学出版社，2020.

[6] 阙万才，洪华山，刘茂柏 . 老年疾病与用药保健指导 [M]. 北京：北京大学医学出版社，2022.

[7] 国家心血管病中心，李静 . 高血压防治必备知识：漫画篇 [M]. 北京：人民卫生出版社，2024.

[8] 单碧橙，郭思，史诺菲 . 医学科普漫画图书 [M]. 天津：天津科学技术出版社，2023.

[9] 李鸿政 . 生死关头：医生教你怎么活下来 [M]. 北京：电子工业出版社，2022.

[10] 王星 . 高血压，请注意！：心血管王医生陪你降血压 [M]. 北京：中国协和医科大学出版社，2022.

[11] 职康康，曲乐丰 . 康康话健康：要命的胸痛 [M]. 上海：复旦大学出版社，2024.

[12] 国家心血管病专家委员会血管外科专业委员会 . 杂交技术治疗累及弓部主动脉病变的中国专家共识 [J]. 中国循环杂志，2020，35（2）：124–130.
[13] 中国心血管健康与疾病报告编写组 . 中国心血管健康与疾病报告 2022 概要 [J]. 中国循环杂志，2023，38（6）：583–612.
[14] 中国成人血脂异常防治指南修订联合委员会 . 中国成人血脂异常防治指南（2023 年修订版）[J]. 中华心血管病杂志，2023，51（2）：97–122.
[15] 中国医师协会心血管外科分会大血管外科专业委员会 . 主动脉夹层诊断与治疗规范中国专家共识 [J]. 中华胸心血管外科杂志，2017，33（11）：641–654.
[16] 中国高血压防治指南修订委员会，高血压联盟（中国），中国医疗保健国际交流促进会高血压病学分会，等 . 中国高血压防治指南（2024 年修订版）[J]. 中华高血压杂志（中英文），2024，32（7）：603–700.
[17]HAGAN P G，NIENABER C A，ISSELBACHER E M，et al. The International Registry of Acute Aortic Dissection (IRAD)：new insights into an old disease[J]. JAMA，2000，283（7）：897–903.
[18]MAZZOLAI L, TEIXIDO–TURA G, LANZI S, et al. 2024 ESC Guidelines for the management of peripheral arterial and aortic diseases[J]. European heart journal，2024，45（36）：3 538–3 700.
[19]HEIDENREICH P A, BOZKURT B, AGUILAR D, et al. 2022 AHA/ACC/HFSA guideline for the management of heart failure: a report of the american college of cardiology/american heart association joint committee on clinical practice guidelines[J]. Circulation. 2022 ，145（18）：e895–e1 032.